O.W. BARTH

Dr. Ralph Skuban

RICHTIG ATMEN

Das Praxisbuch für mehr Gesundheit

O.W. BARTH

Der Autor bittet um Verständnis, dass er auf das Gendern verzichtet, um das Buch leichter lesbar zu machen.

Besuchen Sie uns im Internet:
www.ow-barth.de

MIX
Papier | Fördert gute Waldnutzung
FSC® C083411

Originalausgabe Mai 2025

Ein Imprint der Verlagsgruppe
Droemer Knaur GmbH & Co. KG
Maria-Luiko-Straße 54, 80636 München

Redaktion: Ralf Lay
Covergestaltung: atelier-sanna.com
Coverabbildung: © atelier-sanna.com
Abbildung im Innenteil: Mari-Leaf/Shutterstock.com
Satz und Layout: Adobe InDesign im Verlag
Druck und Bindung: CPI books GmbH, Leck
ISBN 978-3-426-56206-2

Kontaktadresse nach EU-Produktsicherheitsverordnung:
produktsicherheit@droemer-knaur.de

2 4 5 3 1

Alles, was uns widerfährt, spiegelt sich im Atem,
jeder Moment wirkt auf unser Befinden.
Wie das Leben den Atem verändert,
verändert der Atem das Leben.
Genau darin liegt eine große Chance.

Inhalt

Zur Einführung

Kann man auch falsch atmen?

Ein Buch, das *Richtig atmen* heißt? Da steht sofort die Frage im Raum, ob man auch *falsch* atmen kann. Wurden wir nicht geboren und atmeten wir nicht spontan natürlich und richtig, ohne dass uns jemand hätte erklären müssen, wie wir das tun müssen? Was soll man da falsch machen können? Ein guter Punkt, wie ich finde! Und ich möchte Ihnen dazu eine kleine Geschichte erzählen.

Vor einigen Jahren kontaktierte mich Andrea,[1] eine Grundschullehrerin Anfang fünfzig. Sie hatte Interesse an einem Atemtraining, wollte vorher aber unbedingt mit mir darüber sprechen. Eigentlich führe ich keine Vorgespräche zu meinen Atemtrainings, doch in diesem Fall machte ich eine Ausnahme, weil es so dringend schien. Andrea war schon seit Langem krankgeschrieben und stand kurz davor, ihren Beruf aufzugeben. Sie war so kurzatmig geworden, dass es ihr nicht mehr möglich war, längere Zeit zu sprechen – eine Katastrophe bei einem Beruf, in dem viel gesprochen wird. An Sport oder intensivere körperliche Belastung war sowieso nicht zu denken, so erschöpft, wie sie war. Zudem hatte sie eine dauernd verstopfte Nase, schlief schlecht und fühlte sich völlig ausgebrannt. Als wäre das nicht schon genug, kamen immer wieder Infekte dazu und zunehmend auch Depressionen. Und all das schon seit Jahren.

»Können Sie mir versprechen«, fragte Andrea, »dass dieses Atemtraining mich wieder gesund machen wird?«

Obwohl ich weiß, wie viel Gutes ein Atemtraining zur Heilung beitragen kann, mache ich Voraussagen dieser Art grundsätzlich nicht.

So versprach ich ihr nichts, sagte aber doch, dass ich in ihrem Fall eine gute Chance auf eine deutliche Linderung ihrer belastenden Symptome für wahrscheinlich hielte.

»Wissen Sie«, meinte Andrea, »ich war in den letzten Jahren bei so vielen Ärzten und Therapeuten, doch nichts hat mir geholfen. Ich will nicht noch einmal meine Hoffnung in etwas setzen, das dann doch wieder nicht hilft, das verkrafte ich nicht!«

Trotz ihrer Unsicherheit ließ sie sich auf das Atemtraining ein und setzte die Übungen und Empfehlungen, die ich ihr bei unseren wöchentlichen Online-Treffen gab, zuverlässig und motiviert um. Nach drei Wochen schrieb sie mir dann: »Wäre es mir damals, als meine Krankheits-Odyssee begann, so gegangen wie jetzt, nach nur drei Wochen Atemtraining, hätte ich überhaupt nie eine Therapie gebraucht!« Andrea fand zurück in ihre Kraft und fasste neuen Lebensmut. Schon bald fühlte sie sich so gesund, dass sie mit Zuversicht und Freude wieder ihren Beruf als Lehrerin ausüben konnte. Ihre Atmung war aus dem Gleis geraten, war *dysfunktional*, wie man sagt. Im Atemtraining übte sie dann systematisch, wieder *richtig* zu atmen, und das meint vor allem, *natürlich* zu atmen. Dieses »Zurück zur Natur« aus der Perspektive des fundamentalen Lebensprozesses, den wir »Atmen« nennen, ließ sie innerhalb kurzer Zeit wieder gesund werden.

Wie Andrea geht es zahllosen Menschen: Sie leiden unter chronischen Problemen wie innerer Unruhe, Ängsten, Panikattacken, Nasenproblemen, Kurzatmigkeit, Schlaflosigkeit, körperlicher und geistiger Erschöpfung, Bluthochdruck, Asthma, Allergien, Infekten, Konzentrationsproblemen und vielem anderem mehr – Probleme, deretwegen sie in der Hoffnung auf Linderung von einem Therapeuten zum anderen gehen. Doch leider bleibt ein befriedigender Erfolg oft aus. Auf ihrer Suche nach Hilfe entdecken immer mehr chronisch Kranke auch das bewusste Atmen, nicht selten als eine Art letzten Rettungsanker, nachdem alles andere ihnen nicht geholfen hat. Denn eine dysfunktionale Atmung als mögliche Ursache gesundheitlicher Probleme wird in den meisten Heilberufen gar nicht erst in Betracht gezogen.

Unvergessen blieb mir, was Reinhard, Chefarzt einer neurologischen Klinik, mir einmal in einem Atemtraining sagte: »Wenn es ums Atmen geht, sieht es in meiner Klinik ganz schlecht aus.« Im Allgemeinen sei man als Arzt zufrieden, wenn jemand genügend Luft bekomme. Doch *wie* oder *in welcher Qualität* das geschieht, ist kein Untersuchungsgegenstand. Wurden Sie bei einer Untersuchung schon einmal gefragt, ob Sie gut durch die Nase atmen können? Oder ob Sie vielleicht häufig durch den Mund atmen? Ob Sie schnarchen? Ob Ihr Zwerchfell sich bei der Ausatmung gut entspannen kann? Ob Sie häufig in die Brust atmen? Oder ob Sie viel gähnen und seufzen müssen, hüsteln, sich räuspern, die Nase schnäuzen? Hat man bei einem normalen Gesundheits-Check-up schon einmal Ihren Kohlendioxidwert in den Lungen gemessen? Die Antworten auf diese Fragen würden viel darüber aussagen, ob Ihre Atmung *natürlich* und damit gesund ist, ob Sie also *richtig* atmen oder nicht. Wo dies nicht der Fall ist, sind die Menschen mit zahlreichen Problemen konfrontiert wie zum Beispiel Andrea. Führt man den Atem dann durch eine systematische Praxis zurück in seine natürliche Form, kommt es immer wieder zu faszinierenden Heilungserfolgen bis hin zum vollständigen Abklingen oft sogar schwerer chronischer Gesundheitsprobleme.

Die Frage also, ob man auch falsch atmen kann, lässt sich mit einem klaren »Ja!« beantworten. Was viele von uns zu »schlechten Atmern« macht, ist das Leben selbst: Stress, Sorgen, Kummer, Erkrankungen, traumatische Erfahrungen. Und nicht selten einfach nur falsche Vorstellungen vom Atmen an sich, die manche dazu verleiten, Eingriffe in den natürlichen Atemablauf in Form von Übungen vorzunehmen, die nicht immer das Beste für jeden und jede sind. Man kann sich regelrecht krank atmen und nicht wenige nehmen an meinen Kursen teil, denen genau das passiert ist.

Die Weisen in den alten Traditionen des Ostens wussten dies schon vor langer Zeit und gaben ihren Anleitungen deshalb den gut gemeinten Rat mit, sich dem Atem zu nähern wie einem Tier aus der Wildnis: schrittweise, achtsam und mit Vorsicht, weil falsches Üben einen sonst »umbringen« könnte.[2] Die »alten Yogis« folgten einer zum Teil durchaus fordernden Atempraxis und die Warnung bezog sich ebendarauf. Insofern müssen Sie zum Glück nicht gleich fürchten zu sterben, wenn Ihre Atmung unnatürlich sein sollte. Doch ist es fast unweigerlich so, dass sich mit der Zeit chronische Probleme einstellen, die, weil jede Faser des Körpers am Atemprozess beteiligt und von ihm abhängig ist, eben auch jedes System betreffen können: die Atemwege, das Nervensystem, das Herz, den Kreislauf, das Immunsystem, die Muskeln, sie Verdauung und so weiter …

Die Erkenntnis, dass die Atmung falsch sein kann und viele Menschen krank macht, gibt also das Ziel dieses Buches vor: Es will Sie dabei begleiten und anleiten, *Ihren Atem in seine eigentlich angeborene, doch so oft verlernte Natürlichkeit zurückzuführen.* Eine Natürlichkeit, die er einmal hatte, bevor das Leben und seine Herausforderungen ihn verändert haben.

Es war mir ein Anliegen, das Buch so leicht verständlich und lesbar wie möglich zu gestalten, daher habe ich weitgehend auf Anmerkungen und Literaturnachweise verzichtet, diese finden sich hinreichend in meinen anderen Publikationen zum Thema. Unabhängig davon ist, wenn es um das gesunde Atmen geht, die für mich wichtigste Erkenntnisquelle meine persönliche Erfahrung mit einer großen Zahl von Menschen, die in den vergangenen Jahren Atemtrainings und Ausbildungen in unserer Akademie absolviert haben. Diese Erfahrungen zeigen immer wieder aufs Neue, dass eine Praxis, die zu einer anstrengungslosen und natürlichen Atmung führt, enorme Kräfte zur Selbstheilung freisetzen kann. Und ich wünsche Ihnen, dass Sie schon bald die vielen guten Wirkungen auf Ihre Gesundheit und Ihr Wohlbefinden erfahren werden, die damit einhergehen können!

Wie Sie mit diesem Buch arbeiten können

Wenn Sie mithilfe des bewussten Atmens so schnell wie möglich mehr Gesundheit und Leistungsfähigkeit im Alltag erreichen wollen, würde ich Ihnen empfehlen, wie folgt vorzugehen.

Zuerst lesen Sie bitte alle Kapitel des Buches in Ruhe durch. Probieren Sie dabei auch schon mal spielerisch die Techniken aus: Ich stelle Ihnen hier fünfzehn Übungen vor, die alle wichtigen Aspekte der Atmung ansprechen. Es ist auch wichtig, einige der Hintergründe zu den Übungen zu verstehen, zumal manches Sie möglicherweise überraschen wird. Je besser Sie darüber informiert sind, *warum* es sinnvoll ist, diese oder jene Übung so oder so zu machen, und was damit bezweckt wird, desto besser ist das für Ihre Motivation.

Danach können Sie mit dem *Vier-Wochen-Programm für Ihre Gesundheit* systematisch in die Atemarbeit einsteigen und dabei auch jeweils das *Atemtagebuch* nutzen. Dies wird Ihnen helfen, strukturiert zu üben und Ihren Fortschritt auch sichtbar zu machen. Alle Übungen zielen darauf ab, einen gesunden Atemprozess zu unterstützen. Also ist keine davon gefährlich und so gibt es auch nur wenige Kontraindikationen. Wo sie eine Rolle spielen, sind sie natürlich erwähnt.

Am Anfang Ihrer persönlichen Atemreise sollten Sie sich einen ersten und strukturierten Eindruck von der eigenen Atemgesundheit verschaffen! Wie das geht, erfahren Sie im folgenden Abschnitt.

So beurteilen Sie Ihre Atemgesundheit

Das Panorama an gesundheitlichen Problemen, die bei einer unnatürlichen Atmung auftreten können, habe ich schon angesprochen. Es ist weit gespannt und die Symptome mögen auf den ersten Blick ohne inneren Zusammenhang erscheinen. Das liegt daran, dass der

Atem ein *systemisches* oder ganzheitliches Geschehen ist. Nahezu jedes System des Körpers kann von Belastungen betroffen sein, der Atem verbindet alles mit allem.

Der folgende Fragebogen will Ihnen die Beurteilung Ihrer persönlichen Atemqualität ermöglichen. Dazu fragt er eine Reihe von Symptomen ab, die erfahrungsgemäß häufig auftreten, wenn die Atmung dysfunktional ist. Weisen Sie bitte jeder der abgefragten Symptome je nach Häufigkeit ihres Auftretens eine Zahl zwischen 0 und 3 zu:

0 = nie, 1 = manchmal, 2 = häufig, 3 = meistens oder dauernd

Am Schluss addieren Sie die Zahlen und bestimmen Ihren *Symptom-Score*. Ermitteln Sie ihn am besten wöchentlich, während Sie Ihr Atemtagebuch führen (siehe *Das Vier-Wochen-Atemprogramm für Ihre Gesundheit*. Ich werde Sie dort auch regelmäßig daran erinnern. So können Sie die Wirkung Ihrer bewussten Atempraxis systematisch beobachten und bewerten. Je niedriger Ihr *Symptom-Score*, desto besser Ihre Atemgesundheit.

Wichtig: Es zählen nicht so sehr die absoluten Zahlen, sondern die Richtung der Entwicklung. Mit der Zeit sollte es nämlich nach unten gehen!

Ihr Symptom-Score

Atmung

Ist Ihre Atmung angestrengt oder beschleunigt?	○
Ist Ihre Atmung unregelmäßig? Haben Sie viele Atemaussetzer im Alltag?	○
Fühlen Sie sich in Ruhe oder beim Sprechen kurzatmig?	○
Kommen Sie bei körperlichen Aktivitäten schnell außer Atem?	○
Erleben Sie es als unbefriedigend, einen großen Atemzug zu tun?	○
Fühlt sich Ihr Mund, vor allem morgens, trocken an?	○
Wie oft haben Sie Hustenreiz oder müssen sich räuspern?	○
Wie häufig gähnen Sie?	○
Wie oft müssen Sie seufzen?	○
Leiden Sie unter verstopfter oder laufender Nase?	○
Haben Sie das Gefühl, nicht befriedigend Luft zu bekommen?	○

Herz-Kreislauf-System

Haben Sie Druck und/oder Schmerzen in der Brust?	○
Haben Sie Herzklopfen, -rasen oder einen unregelmäßigen Herzschlag?	○
Haben Sie hohen Blutdruck?	○
Sind Ihre Hände oder Füße kalt?	○

Verdauung

Leiden Sie unter Übelkeit, Blähungen, Durchfall oder Verstopfung?	o
Ist Ihr Mund häufig trocken, haben Sie Schwierigkeiten beim Schlucken?	o
Haben Sie Sodbrennen, Flatulenzen, müssen Sie aufstoßen?	o

Nervensystem

Haben Sie mit Schwindel- oder Schwächegefühlen zu tun?	o
Leiden Sie unter Taubheitsgefühlen oder Kribbeln?	o
Haben Sie heiße oder kalte Schauer?	o
Ist Ihre Muskulatur angespannt? Haben Sie Schmerzen, Krämpfe?	o
Müssen Sie zittern? Haben Sie das Gefühl von Muskelschwäche?	o
Haben Sie Kopfschmerzen?	o
Sind Sie schnell überreizt oder verstärkt schmerzsensibel?	o

Emotionen

Leiden Sie unter Unruhe, Nervosität, Aufregung, Anspannung, Angst?	o
Haben Sie Probleme, sich zu konzentrieren oder sich an Dinge zu erinnern?	o
Fühlen Sie sich benommen *(Brain Fog)* oder haben Sie das Gefühl, »neben sich zu stehen«?	o
Leiden Sie unter Panikattacken?	o

Ihr *Symptom-Score:*

Natürlich atmen

Das natürliche Atmen ist Anfang und Ziel Ihrer gesunden Atempraxis und es kommt leider oft zu kurz in der Methodenvielfalt der Atemübungen, die Menschen heutzutage machen. Häufig wird, wie ich manchmal sage, am Atem »herumgeschraubt«; es werden also Eingriffe in den normalen Ablauf des Atems unternommen, *ohne dass man ihn zuvor über längere Zeit in seiner Natürlichkeit erlebt und verstanden hätte*, sowohl praktisch wie auch theoretisch. Die Erfahrungen mit zahllosen Menschen in unseren Trainings und Ausbildungen haben mich gelehrt, vorsichtig zu sein mit Methoden, die massiv ins Atemgeschehen eingreifen, ohne sich vorher des eigentlich natürlichen Prozesses versichert zu haben. Nicht selten verschlimmern ungeeignete Atemmethoden gesundheitliche Probleme.

Ein Beispiel unter vielen: Veronika unterrichtete schon 25 Jahre lang Atemübungen, als sie zu mir ins Atemtraining kam, und es ging ihr gesundheitlich nicht gut. Sie war noch nicht einmal in der Lage, ihren Atem auch nur etwas länger als 5 Sekunden lang entspannt anzuhalten. Wie Sie im Kapitel *Atempausen machen* noch genau erfahren werden, ist aber ebendiese Fähigkeit, den Atem über eine gewisse Zeit unangestrengt anhalten zu können, eines der wichtigsten Merkmale einer funktionalen Atmung. Veronika litt auch unter vielen der Symptome, die im *Symptom-Score* (siehe oben) abgefragt werden, und erkannte im Atemtraining schnell, dass ihre Atmung nicht mehr natürlich war. Neben ihrer Atemgesundheit hatte sie nun noch das Problem, Methoden, die sie krank gemacht hatten, seit Jahren an ihre Schüler weitergegeben zu haben. Das brachte sie verständlicherweise in einen inneren Konflikt.

Ich werde oft gefragt: »Welche Atemübung ist die beste?« Oder: »Was halten Sie von dieser oder jener Atempraxis?« Meine Antwort lautet dann in der Regel: »Das kommt ganz drauf an!« Und zwar auf eine Reihe von Faktoren wie zum Beispiel diese: Wie steht es um die grundsätzliche Gesundheit, vor allem im Blick auf atembezogene Themen? In welcher Weise wird der Atem beim Üben verändert? Was sind die Ziele der Praxis? Sind sie mit den gewählten Übungen realistisch erreichbar? Wird technisch richtig geübt? Wie viel oder intensiv übt die Person? Und so weiter. Man kann also nicht abstrakt und generell sagen, ob dieser oder jener verändernde Eingriff in den natürlichen Atemablauf heilsame Wirkungen hat oder nicht, denn es kommt eben ganz darauf an, wer was wie viel auf welche Weise übt.

Etwas anders verhält es sich mit den Übungen, die ich Ihnen in diesem Buch vorstelle, denn sie verfolgen das Ziel, eine *natürliche Atmung in allen Lebenssituationen* herzustellen. Dahinter steckt die Idee, dass der natürliche Atemprozess, wie er sich über Äonen hinweg in der Evolution herausgebildet hat, für jeden Menschen hilfreich ist, unabhängig davon, welche gesundheitlichen Herausforderungen vorliegen.

Daraus ergibt sich auch, worum es in diesem Buch *nicht* gehen soll, nämlich um Atemübungen, die spektakuläre Erfahrungen suchen, starke Emotionen, kathartische Durchbrüche oder spirituelle Erleuchtungserlebnisse. Ist Ihnen jedoch daran gelegen, das dem Atem innewohnende Heilungspotenzial für mehr Gesundheit, Leistungsfähigkeit, innere Ruhe und mentale Klarheit voll zu nutzen, bekommen Sie hier die richtigen Atemrezepte. Findet der Atem zurück zu seiner Natur, wird die Natur selbst zum eigentlichen Heiler.

So atmen Sie natürlich

Die folgende Übung bildet den Prozess einer natürlichen Atmung im Ruhezustand nach. Das ist eine Atmung, die durch die Nase geht, getragen von einer weich fließenden Zwerchfellaktivität, unangestrengt, entspannt und ruhig. Nach der Übung schauen wir uns die Kennzeichen einer gesunden Atmung genauer an.

Atmen Sie während der ganzen Übung ausschließlich durch die Nase. Sollte ein Gefühl von Anstrengung aufkommen oder das Bedürfnis, durch den Mund einzuatmen – das könnte der Fall sein, wenn Sie atembezogene Herausforderungen haben –, dann machen Sie eine kurze Pause und lassen Ihren Atem wieder wie gewohnt gehen. Nach ein paar Atemzügen kehren Sie dann zur Praxis zurück.

Natürlich atmen

Körperhaltung – Sitzen Sie bequem, der Oberkörper natürlich aufrecht, und schließen Sie die Augen. (Sollten Sie sich nicht wohlfühlen, Ihrem Atem mit geschlossenen Augen nachzuspüren, lassen Sie sie natürlich offen, das tut der Übung keinen Abbruch.) Kommen Sie 1 bis 2 Minuten zur Ruhe. Dann legen Sie eine flache Hand auf die Brust, die andere auf den Bauch, am besten etwas oberhalb des Bauchnabels, sodass sie zwischen Bauchnabel und der Spitze des Brustbeins zu liegen kommt. Dort kann man das Auf und Ab des Zwerchfells gut spüren.

Der Atem im Brustraum – Bringen Sie Ihre Wahrnehmung zur oberen Hand und zum Brustraum, wo sie aufliegt. Nehmen Sie dort Ihren Atem wahr. Es kann sein, dass Sie bei der Einatmung spüren, wie der Brustkorb sich leicht hebt und mit der Ausatmung wieder zurückkommt. Vielleicht bewegt sich Ihr Brustraum nur sehr wenig oder auch gar nicht. Im Moment spielt das keine Rolle; Sie nehmen alles einfach nur wahr, dabei können Sie nichts falsch machen. Bleiben Sie ein paar Atemzüge dabei.

Der Atem im Bauchraum – Verlagern Sie jetzt Ihre Wahrnehmung zur unten liegenden Hand. Beobachten Sie auch hier die Bewegung, die Ihr Atem auslöst: Normalerweise weitet sich der Bauchraum mit der Einatmung etwas, die Bauchdecke drückt nach außen. Bei der Ausatmung schwingt sie wieder zurück. Bleiben Sie auch hier einige Atemzüge lang.

Beide Atemräume zugleich – Nehmen Sie jetzt beide Bereiche zugleich wahr, Brust- *und* Bauchraum. Ich spreche hier auch gern vom oberen und unteren Atemraum. Nur wahrnehmen. Ein paar Atemzüge.

Den oberen Atemraum zur Ruhe bringen – Nun versuchen Sie, so zu atmen, dass sich der obere Atemraum nicht mehr (oder kaum noch) bewegt: Die Brust wird still und alle Atembewegung kommt aus dem unteren Atemraum. Vielleicht bemerken Sie, dass sich die Bauchdecke jetzt stärker nach außen weitet; das ist völlig in Ordnung. Die Brust ist still, der Atem wird primär vom unteren Atemraum getragen. Sollte Ihr Atemrhythmus sich verändern, ist das kein Problem und in diesem Moment nicht von Bedeutung.

In die Ausatmung entspannen und die Einatmung kommen lassen – Versuchen Sie, bewusst in die Ausatmung zu entspannen: Sie lassen sich sanft in die Ausatmung sinken ... nach Hause kommen ... ausatmen ... ausruhen ...

Das ist jetzt wichtig: Lassen Sie nach der Ausatmung das Einatmen von selbst zurückkommen. Erlauben Sie einfach, dass die Einatmung *geschieht* ... in ihrer eigenen Zeit ... und ihrer eigenen Größe. Kein Tun, ganz im Gegenteil. Nehmen Sie alles Tun aus dem Prozess heraus ... Sie entspannen in die Ausatmung ... Die Einatmung kommt von selbst zurück ... Dabei können Sie nichts verkehrt machen.

Sich bewusst auf das Weniger einlassen – Wenn Sie sich ganz darauf einlassen – der stille Brustraum, das weiche Sinken in die Ausatmung und das Zurückkommen der Einatmung –, könnte es sein, dass ein Gefühl sanften »Lufthungers« aufkommt: »Eigentlich würde ich gern etwas mehr Luft ein- und ausatmen als im Moment ...« Sollte das der Fall sein, versuchen Sie doch einmal, sich bewusst in dieses Gefühl zu entspannen ... 1, 2 oder 3 Minuten lang ... Sie werden bald verstehen, dass es sehr heilsam ist, sich bewusst auf diese Wahrnehmung einzulassen: »Ich merke, dass ich etwas weniger atme, als ich gern würde ... doch in diesem Moment lasse ich mich bewusst darauf ein.«

Das Beenden der Übung – Wenn Sie Ihre Übung beenden, vermeiden Sie bitte, zum Ausgleich des Gefühls von »weniger«, das Sie gerade erlebt haben, nun bewusst extra große Atemzüge zu machen. Erlauben Sie vielmehr, dass die Atmung von selbst in ihre eigene Normalität zurückfindet, bevor Sie wieder in Ihren Alltag gehen.

Sie können diese Übung so oft machen, wie Sie möchten, zu jeder Tageszeit. 3, 5 oder 10 Minuten oder auch länger. Auf dem Sofa, der Yogamatte, in der S-Bahn oder auf einer Parkbank. Morgens vor dem Frühstück und abends vor dem Schlafengehen sind besonders gute

Zeitpunkte dafür, so können Sie Ihren Tag bewusst beginnen und beschließen.

Ein kurzer Hinweis noch zum in der Übung erwähnten Lufthunger, über den wir in den Kapiteln *Atempause machen* und *Weniger atmen* ausführlich sprechen wollen: Sollte bei der Atementspannung das Bedürfnis aufgekommen sein, etwas größere Atemzüge zu machen, dann lag das nicht etwa daran, dass zu wenig Sauerstoff in Ihrem Körper gewesen wäre, sondern daran, dass, ausgelöst durch das sanfte Atmen, sich mehr Kohlendioxid in Ihrem Blut angesammelt hat, als Ihr Gehirn es gewohnt ist. Und das ist, wie Sie bald sehen werden, etwas sehr Heilsames, das man in der Atempraxis bewusst einsetzen kann!

Doch so oder so: Nähern Sie sich dem natürlichen Atmen mit der inneren Haltung eines Kindes: neugierig und verspielt. Hier gibt es nichts zu leisten! Ehrgeiz oder Verbissenheit stehen einer hilfreichen Atempraxis direkt im Wege.

Selbstreflexion

Die folgenden Fragen können Ihnen helfen, sich Ihre Atempraxis genauer anzuschauen:

- Wie haben Sie sich gefühlt? War es angenehm oder schwierig? Herausfordernd oder entspannend?
- Haben Sie Bewegung im Brustraum beobachtet? Oder war die Brust still? Konnten Sie sich auf die Zwerchfellatmung einlassen?
- Gelang es Ihnen, in die Ausatmung zu entspannen? Oder haben Sie Härte, Spannung – eine Art »Panzer« vielleicht – im Bauchraum wahrgenommen?
- Als Sie versucht haben, in die Ausatmung zu entspannen und die Einatmung von selbst zurückkommen zu lassen: Kam dabei Lufthunger auf, also das Gefühl, nicht ganz so viel Luft zu bekommen, wie Sie gern hätten? Wenn ja: Konnten Sie diese Empfindung zulassen, sich vielleicht sogar hineinentspannen? Oder mussten Sie größere Atemzüge zum Ausgleich nehmen, vielleicht sogar durch den Mund? Mussten Sie seufzen oder gähnen?
- Hat sich vermehrt Speichel gebildet? Wurden die Augen etwas feucht oder glasig? Wenn ja: Das sind Zeichen einer Entspannung.

- Wurden die Hände oder andere Körperbereiche, zum Beispiel Füße, Nase, Ohren, wärmer? Wenn ja: Die Durchblutung hat sich verbessert.
- Nach der Übung: Wie war der erste Atemzug, als Sie wieder damit begannen, »normal« zu atmen, also so, wie Sie es gewohnt sind? War dieser erste Atemzug sanft oder deutlich vergrößert?
- Ist Ihnen sonst noch etwas aufgefallen? Schreiben Sie Ihre Beobachtungen auf!

Tipps und Hinweise

Körperhaltung – Natürlich aufrecht zu sitzen ist wichtig, damit der Oberkörper und die inneren Organe, vor allem Lungen, Herz und Zwerchfell, Raum für ihre Bewegung haben. Es ist dann leichter, frei zu atmen. Dabei spielt es keine Rolle, ob Sie auf einem Sofa, einem Stuhl, einer Parkbank oder einem Meditationskissen üben möchten, solange Sie nur bequem aufrecht sitzen. Zwar können Sie alle Übungen in diesem Buch auch im Liegen durchführen, doch hat das gegenüber dem Sitzen auch Nachteile: Man wird schneller müde und das Atemvolumen wird größer als nötig. Zudem ist es hilfreich, ein Gefühl für den natürlichen Atemprozess in einer aufrechten Haltung zu bekommen, so wie wir sie in den meisten Alltagshandlungen einnehmen, wo wir ja die meiste Zeit sitzen, gehen oder stehen: Der Oberkörper ist hier immer aufrecht.
Zur Ruhe kommen – Bevor Sie mit der eigentlichen Übung beginnen – und das gilt für alle Atempraktiken in diesem Buch –, sollten Sie sich etwas Zeit nehmen, um zur Ruhe zu kommen. Das meint schlicht *körperliche* Ruhe. Sollte Ihr Geist unruhig sein, sollten Sie sich gestresst fühlen, die Gedanken sogar rasen und so weiter, steht das einem gelingenden Üben nicht im Weg. Kämpfen Sie auch nicht gegen Ihren unruhigen Geist, das macht ihn nur noch unruhiger. Das bewusste Atmen wird Ihnen mit der Zeit helfen, auch im Innern mehr Ruhe zu verspüren; das geschieht ganz von selbst, sozusagen nebenbei. Sich um innere Ruhe und Entspannung zu *bemühen,* ist das Gegenteil von Ruhe und Entspannung. Beim natürlichen Atmen geht es mehr ums *Zulassen* als ums Machen!
Weitung der Bauchdecke – Bei der Einatmung bewegt sich die Bauchdecke normalerweise nach außen. Sollten Sie beobachten, dass es sich bei Ihnen anders

verhält, Sie Ihre Bauchdecke bei der Einatmung also nach innen ziehen, nennt man das eine »*paradoxe* Atmung«. Diese falsche Atemgewohnheit hindert das Zwerchfell daran, seine Arbeit ordentlich zu machen, und führt in eine angestrengte Atmung, in der dann der Brustbereich den Löwenanteil der Atemaktivität übernehmen muss, vielleicht sogar mithilfe des Mundes. Das ist deshalb so, weil das Zwerchfell bei einer paradoxen Atmung nicht mehr den Raum hat, den es für seine natürliche Bewegung braucht. Wenn Sie paradox atmen, sollten Sie sich dieses Atemverhalten abtrainieren. Hier helfen Ihnen die Übungen und Hinweise im Kapitel *Das Zwerchfell aktivieren*.

Die Hände – Das Auflegen der Hände auf Brust und Bauch ist auch dann hilfreich, wenn Sie schon viel Erfahrung mit einer Atempraxis haben sollten. Sobald Sie mit der Übung vertraut sind – aber natürlich auch jederzeit dann, wenn es sich zu anstrengend anfühlt –, legen Sie die Hände ab.

Die Big Five des gesunden Atmens

Ich spreche in meinen Atemtrainings gern über die Big Five *des gesunden Atmens*, wenn ich die wichtigsten Merkmale vorstelle, an denen man ablesen kann, ob die Atmung gesund, natürlich oder funktional ist. Den Begriff Big Five habe ich mir von den Wissenschaftlern Paul Costa und Robert McCrae geborgt, die ihn in den Achtzigerjahren für ihr psychologisches Modell verwendeten, das Persönlichkeitsmerkmale von Menschen zu beschreiben versucht. Er passt, wie ich finde, ebenso gut zum Atmen, gibt es hier doch fünf entscheidende Merkmale, hinter denen sich im Kern die ganze *praktische Wissenschaft vom gesunden Atmen* wie in einer Nussschale verbirgt.

Eine gesunde Atmung im Alltag

1. geht rund um die Uhr *durch die Nase* und nur im Ausnahmefall durch den Mund,
2. bewegt sich in die Tiefe, also *nach unten*, getragen vom Zwerchfell

(die Brustatmung hilft nur als ein »Zusatzmotor«, wenn es richtig anstrengend wird),

3. ist im Ruhezustand *langsam* (vielleicht acht, zehn oder zwölf Atemzüge in der Minute, keinesfalls aber achtzehn, zwanzig oder mehr),
4. ist *unangestrengt* (die Ausatmung ein entspanntes Loslassen, die Einatmung ein Zurückkommen, das Sie nur *zulassen* müssen, nicht aber *machen*),
5. sollte sich in den meisten Alltagssituationen *leise* vollziehen (im Idealfall hören Sie noch nicht einmal sich selbst atmen).

Wenn Sie sich an die Übung erinnern, die Sie gerade praktiziert haben, werden Sie sehen, dass sie mit ebendiesen Merkmalen eines gesunden oder funktionalen Atmens arbeitet. Das muss nicht bedeuten, dass Ihnen die Übung an jeder Stelle leichtgefallen ist. Viele Menschen haben Probleme damit, nur schon allein die Nase beim Atmen einzusetzen. Oder sie haben Verspannungen, oft im Zwerchfellbereich, die sie daran hindern, beim Ausatmen loszulassen.

Möglicherweise ist Ihre Atmung deutlich hörbar. Vielleicht haben Sie auch Lufthunger gespürt, als Sie versucht haben, in die Ausatmung zu entspannen und die Einatmung von selbst zurückkommen zu lassen. Die natürliche Atmung zuzulassen, kann fordernd sein, wenn die gewohnheitsmäßige aus dem Ruder gelaufen ist. Sollten Sie es gewohnt sein, im Alltag häufig große Atemzüge zu machen, kann beim Versuch des zulassenden Atmens auch ein Gefühl von Beklemmung aufkommen.

An Zeichen wie diesen können Sie erkennen, dass Ihre Atmung nicht mehr funktional ist und es deshalb eine gute Idee wäre, sie wieder zurück zu ihrer ursprünglichen Natürlichkeit zu führen. Das ist mit systematischem Üben meist innerhalb nur weniger Wochen möglich. Die Übungen und das *Atemtagebuch* im *Vier-Wochen-Programm für Ihre Gesundheit* werden Sie genau dabei begleiten.

So wie die Big Five *des gesunden Atmens* die funktionale oder natürliche Atmung beschreiben, lassen sich daraus auch die wichtigsten Merkmale ableiten, die wir bei einer dysfunktionalen Atmung häufig antreffen, meist mehrere davon zugleich oder sogar alle zusammen.

Dysfunktional ist die Atmung, wenn

- der Mund im Alltag häufig am Atmen beteiligt ist,
- es Ihnen schwerfällt, in die Ausatmung zu entspannen,
- die Atembewegung auch im Ruhezustand viel im Brustraum stattfindet,
- sie beschleunigt ist,
- man im Ruhezustand Atemgeräusche hört.

Die *Big Five des gesunden Atmens* beschreiben konkret, wohin Ihre Atemreise gehen sollte. Wenn Sie im Alltag unangestrengt so atmen, verschwinden atembezogene Probleme, wie sie sich in Form unterschiedlichster Symptome oder Krankheiten zeigen können: Asthma, Kurzatmigkeit, Panikattacken, Pulsrasen, hoher Blutdruck, kalte Extremitäten, Schnarchen, Schlafapnoe, Einschlaf- und Durchschlafprobleme, Albträume, Erschöpfung, Konzentrationsschwierigkeiten, sexuelle Funktionsstörungen und anderes mehr.

Die drei Schritte einer gesunden Atempraxis

Um eine unnatürlich gewordene Atmung wieder zurück zur Normalität zu führen, müssen Sie aktiv etwas tun, vor allem sinnvolle Atemübungen machen, welche die drei Hauptbereiche ansprechen, die allem Atemgeschehen zugrunde liegen, nämlich *Atembewegung*, *Atemmenge* und *Atemrhythmik*.

Wenn wir davon sprechen, dass eine gesunde Atmung primär durch die Nase geht und das Zwerchfell unangestrengt die Hauptarbeit beim Atmen verrichten sollte, machen wir die *Bewegung* oder *Mechanik* der Atmung zum Thema. Eine natürliche Atembewegung ist die Voraussetzung für einen guten Atemprozess. Die Korrektur der Atemmechanik ist deshalb der erste Schritt dorthin, und diesem Thema wenden sich die nächsten Kapitel zu, in denen es um *Atementspannung*, die *Nase* und das *Zwerchfell* geht.

Reden wir, zweitens, davon, dass die Atmung leise gehen soll, zielt dies auf ein ungehindertes und sanftes Fließen hin, verbunden mit einer Atemmenge, die den tatsächlichen Stoffwechselbedürfnissen unseres Körpers entspricht. Die *Menge*, die wir atmen, übt entscheidenden Einfluss auf die *Biochemie* des Körpers aus. Eine unnatürliche Atmung ist so gut wie immer mit einem zu großen Atemvolumen verbunden. Dies zu korrigieren, ist der zweite wichtige Schritt einer gesunden Atempraxis. Das wird im Zentrum der Kapitel *Atempausen machen* und *Weniger atmen* stehen.

Sprechen wir schließlich über das langsame Atmen, machen wir die *Atemrhythmik* zum Thema. Obwohl Atempraktiken, die die Rhythmik verändern, oft einfach durchzuführen sind, sollte man damit erst anfangen, wenn die ersten beiden Schritte der Atemarbeit getan sind.

Nach der Korrektur der Atemmechanik und einem normalisierten Atemvolumen lässt sich mit viel mehr Gewinn und ganz ohne Risiko auch systematisch langsamer atmen, um so eine stärkende Wirkung für das Nervensystem zu erfahren.

Aus rein praktischen Gründen können wir alle diese Themen nur nacheinander besprechen, doch sollten wir dabei im Hinterkopf behalten, dass alle Aspekte der Atmung – *Bewegung*, *Menge* und *Rhythmik* – von Atemzug zu Atemzug gemeinsam stattfinden und direkt aufeinander einwirken. Beim Atmen hängt einfach alles mit allem zusammen!

Im folgenden Kapitel möchte ich Ihnen nun grundlegende Informationen zur Atemmechanik geben und danach Übungen zeigen, die eine natürliche Atembewegung unterstützen.

Was sich beim Atmen bewegt

Atem ist *Bewegung* – ohne kontinuierliche Bewegung kann der Atemprozess nicht stattfinden. Deshalb bedeutet das Ende dieser Bewegung auch das Ende des Lebens: Man haucht es schließlich aus … Jede Bewegung setzt die Aktivität von Muskeln voraus, im Falle des Atems sprechen wir von *Atemmuskeln*. Davon können eine ganze Menge am Atemprozess beteiligt sein, im Grunde der gesamte Oberkörper: Hals- und Schulterbereich, Brust, Rücken, Zwerchfell, Bauchmuskeln und Beckenboden, überall dort können Muskeln aktiv werden. Welche das jeweils sind, hängt zum einen von der Atemphase ab, in der wir uns befinden, ob wir also gerade ein- oder ausatmen, und zum anderen von der Intensität der Atmung: Je mehr wir uns anstrengen, desto mehr Muskeln müssen mitarbeiten; und je mehr und stärker diese Muskeln arbeiten müssen, umso mehr Energie brauchen sie. Man kann sich sogar richtiggehend müde atmen! Allein deshalb ist es schon wichtig, nicht intensiver zu atmen als notwendig. Wir könnten hier, um Begriffe der Wirtschaft zu entlehnen, auch von *Ökonomie* und *Effizienz* sprechen.

Das Atmen nimmt unter allen körperlichen Vorgängen eine Vorrangstellung ein. Da fällt mir gerade die Frage ein, die mir in einem Interview für einen Podcast mal gestellt wurde. Die Moderatorin wollte wissen: »Warum ist das Atmen eigentlich so wichtig?« Ich halte mich nicht für sehr schlagfertig, aber hier war ich es wohl, als ich antwortete: »Versuch doch mal, für ein oder zwei Minuten damit aufzuhören, dann weißt du es!«

Im Gespräch ergänzte ich natürlich, dass wir atmen, um die Energie zu haben, die wir zum Leben brauchen. Es geht also um Energie. Aber die Atmung *gibt* uns nicht nur Energie, sondern sie *verbraucht* auch welche; und ungut wird es, wenn sie zu viel davon benötigt.

Weil das Atmen so wichtig ist, werden die Atemmuskeln in der Zuteilung von Sauerstoff gegenüber anderen Muskeln vorrangig behandelt. Die Energie, die sie für sich beanspruchen, steht anderen Bereichen des Körpers dann nicht mehr zur Verfügung. Anders formuliert: Wenn Ihre Atmung anstrengend ist, setzen Sie mehr Kraft ein als nötig, engagieren also die Atemmuskeln stark; und damit haben Sie weniger Energie für anderes frei. Im Extremfall benötigen die Atemmuskeln bis zu 30 Prozent Ihrer Gesamtenergie! Atmen Sie dagegen ruhig und sanft, ist nur eine geringfügige Bewegung des Zwerchfells erforderlich, um die ganze Atemarbeit mit einem Minimalaufwand von Energie zu bewerkstelligen. Kurz: *Richtig atmen heißt, mit optimalem Energieeinsatz zu atmen!*

Wie wir ein- und ausatmen

Die wesentlichen Vorgänge beim Atmen sind die Ein- und die Ausatmung. Dazwischen kann eine kleine Atempause liegen. Oder auch nicht. Bei einer *natürlichen* und *entspannten* Atmung im Ruhezustand ist die Ausatmung in der Regel etwas länger als die Einatmung, gefolgt von einer kurzen Pause. Für die normale Einatmung im Ruhezustand, wenn wir uns also körperlich nicht anstrengen, sollte es genügen, dass das Zwerchfell als wichtigster Atemmuskel aktiv wird, sanft unterstützt von einer Muskelgruppe, die zwischen den Rippen angesiedelt ist, den äußeren Zwischenrippenmuskeln.

Die *Einatmung* wird bewirkt, indem sich das Zwerchfell zusammenzieht. Das Zwerchfell ist ein großer und flacher Muskel, quer unter den Lungen und dem Herzen aufgespannt. Es erinnert an ein Kuppeldach oder einen geöffneten Fallschirm.

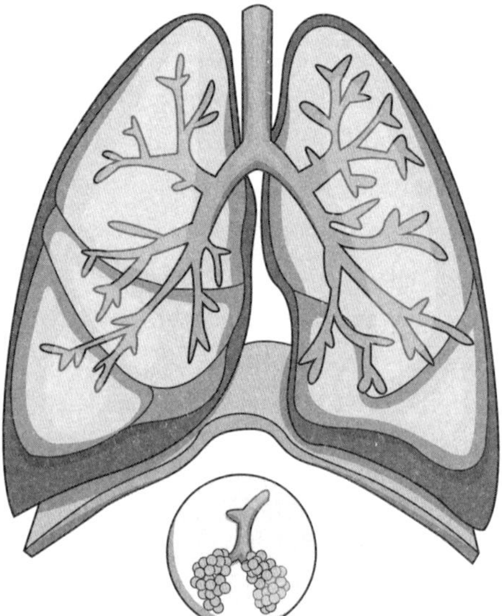

Wenn es sich zusammenzieht, flacht es ab und bewegt sich dabei nach unten. Bei einer starken Zwerchfellbewegung können das bis zu 10 Zentimeter sein.[3] Ein wenig Hilfe wird dem Zwerchfell noch von den äußeren Zwischenrippenmuskeln zuteil. Dabei kommt es zu einer Weitung des Brustraums, der die Lungen folgen und sich dadurch ausdehnen. Das lässt den Druck im Lungeninneren sinken und Luft strömt von außen ein.

Die *Ausatmung* kehrt diesen Vorgang einfach um: Das Zwerchfell entspannt und bewegt sich zurück nach oben, die Zwischenrippenmuskeln lassen los. Das erhöht den Druck im Inneren der Lungen wieder, die Atemluft wird herausgedrückt.

An diesem Vorgang der natürlichen Atmung im Ruhezustand lässt sich erkennen, worauf es beim gesunden Atmen besonders ankommt. Wir haben es im Kontext der Big Five *des gesunden Atmens* schon erwähnt: *Die natürliche Ausatmung im Ruhezustand geschieht allein durch die Entspannung der Muskeln, die die Einatmung bewirkt haben – ohne jede Anstrengung.*

So einfach es klingt und auch sein könnte, so oft ist doch genau dies ein Problem vieler Menschen: dass ihre Ausatmung nicht mehr entspannt gelingen mag. In Atemtrainings beschreiben die Teilnehmenden das oft als eine Art »Panzer« im Bauchraum, eine Härte oder Verspannung. Nicht selten einhergehend auch mit emotionaler Anspannung oder dem Gefühl, keinen befriedigenden Atemzug tun zu können, manchmal sogar bis hin zu Luftnot- und Angstgefühlen. Ein weiches und zugleich auch starkes Zwerchfell ist also wichtig, denn Muskeln müssen beides können: anspannen *und* loslassen.

Den Vorgang von Ein- und Ausatmung, wie ich ihn gerade beschrieben habe, bezieht sich auf den Ruhezustand. Wenn wir uns körperlich anstrengen, wird die Atmung natürlich intensiver und die Atembewegung größer. Das kann bedeuten, dass für die Einatmung Muskelgruppen bis hinauf in Hals und Schultern mitarbeiten müssen, um eine größere Weitung des Brustkorbs zu ermöglichen. Und die Ausatmung ist dann nicht mehr nur Entspannung, sondern ebenfalls aktive Muskelarbeit, bei der auch die inneren Zwischenrippen- und eventuell sogar Bauchmuskeln aktiv werden.

Eine Atempraxis, der es um das natürliche Atmen geht, sollte mit der Korrektur der Atemmechanik beginnen. Das bedeutet konkret: konsequente Nasenatmung im Alltag, die Kräftigung des Zwerchfells sowie systematische Atementspannung. Um das entspannte Atmen geht es im nun folgenden Kapitel, danach möchte ich Ihnen dann Empfehlungen und Praxistipps rund um die Nase und das Zwerchfell geben.

Den Atem entspannen

Die folgenden beiden Übungen – Die Vier-Punkt-Entspannung und Der Atemanker – wollen Ihnen helfen, entspannter zu atmen und zu erleben, wie eng eine unangestrengte Atmung mit einem entspannten Körpergefühl zusammenhängt. Die Übungen fördern die natürliche Atembewegung und stärken Ihr Nervensystem.

Die Vier-Punkt-Entspannung

In dieser Übung verbinden Sie das bewusste Atmen mit einer Körperwahrnehmung, die sich auf vier Bereiche fokussiert – Bereiche, die dazu neigen, viel Spannung aufzubauen: Kiefer, Schultern, Hände und Bauch. Diese Bereiche halten nicht nur konkret körperlich, sondern auch metaphorisch viel Spannung: der Kiefer und die Verbissenheit, die Schultern, die so schwer tragen müssen, die Hände, die so viel halten, und der Bauch, der oft ein harter Panzer ist, als müssten wir uns nach außen schützen, uns abschotten, anstatt weich im Atemprozess nachzugeben und offen für das Leben zu sein.

Zur Ruhe kommen – Setzen Sie sich bequem hin, die Augen geschlossen oder offen, und kommen Sie einen Moment zur Ruhe. Ihre Hände sollten bei dieser Übung nicht auf Brust und Bauch aufliegen, sondern bequem auf den Oberschenkeln oder im Schoß ruhen.

Den Atem wahrnehmen – Nehmen Sie sich 1 Minute Zeit, den Atem so gehen zu lassen, wie er will, und ihn dabei einfach nur wahrzunehmen – ohne ihn als »richtig« oder »falsch«, »gut« oder »schlecht« zu beurteilen. Achten Sie aber darauf, nur durch die Nase zu atmen.

Den Körper mithilfe des Atems entlang der vier Punkte entspannen

Kiefer – Lenken Sie nun Ihre Wahrnehmung zum Kiefer. Sie nehmen Ihren Kiefer wahr ... und Sie nehmen gleichzeitig Ihren Atem wahr. Es kann sich ein wenig so anfühlen, als würden Sie in den Kiefer hineinatmen. Wie immer es sich anfühlt,

Sie können dabei nichts falsch machen. Sie nehmen Ihren Kiefer wahr ... und Sie nehmen Ihren Atem wahr ...
Mit der Ausatmung lassen Sie nun die Spannung aus dem Kiefer abfließen: Sie atmen aus ... der Kiefer wird weicher ... wie viel oder wenig auch immer. Was hier allein zählt, ist die Absicht. Sie atmen aus und erlauben, dass etwas Spannung abfließt ... und die Einatmung lassen Sie von selbst zurückkommen. Bleiben Sie ein paar Atemzüge dabei. Der Kiefer und der Atem.
Schultern – Mit einer Ausatmung fließt Ihre Aufmerksamkeit dann hinunter zu den Schultern: Sie nehmen Ihre Schultern wahr ... und Sie nehmen Ihren Atem wahr. Mit jeder Ausatmung darf Spannung aus den Schultern herausfließen, die Schultern dürfen lockerer, weicher werden ... Das können Sie nicht erzwingen, nur zulassen ... Sie erlauben, dass sie etwas weicher werden ... Und sollte im Moment nichts weicher werden wollen, dann seien Sie mit dem, was ist ... ohne Kampf ... der Atem und die Schultern ... ein paar Atemzüge.
Hände – Mit einer weiteren Ausatmung fließt Ihre Aufmerksamkeit die Arme hinunter in die Hände hinein: Ihr Atem und Ihre Hände ... Beim Ausatmen dürfen die Hände »loslassen« ... durchlässiger werden ... als würde etwas schmelzen ... Dazu braucht es nur Ihr Spüren, ganz konkret und körperlich. Der Atem und die Hände ... ein paar Atemzüge.
Bauch – Mit einer Ausatmung verlagern Sie Ihre Wahrnehmung zum Bauch: Sie nehmen Ihren Bauch wahr und Sie nehmen Ihren Atem wahr. Lassen Sie sanft los in jede Ausatmung ... Erlauben Sie, dass der Bauch etwas weicher wird ... der Panzer sich lösen darf ... vielleicht auch nur ein wenig ... Seien Sie mit dem, was ist ... ohne Widerstand ... Sie lassen in die Ausatmung los ... Der Bauch darf weicher werden ... und die Einatmung kommt von selbst zurück ... Bleiben Sie eine Weile dabei ... Sollte etwas Lufthunger aufkommen, entspannen Sie sich in dieses Gefühl hinein, so gut Ihnen das gelingt ... Wenn es zu unangenehm ist, lassen Sie die Atmung wieder etwas »größer« werden ... Spielen Sie an dieser feinen Linie zwischen »fast etwas zu wenig« und »gerade noch genug« ...
Die Übung beenden – Lassen Sie sich noch einen Moment bewusst Zeit, um »zurückzukommen«, bevor Sie in Ihren Alltag gehen.

Selbstreflexion

Die folgenden Fragen können Ihnen helfen, sich Ihre Atempraxis genauer anzuschauen:

- Ist Ihnen die Übung leichtgefallen? Wenn nein: Was stand Ihnen im Weg?
- Empfanden Sie Stress? Wenn ja: Was stresst Sie beim Versuch, entspannt zu atmen?
- Konnten Sie Spannung in den einzelnen Körperbereichen wahrnehmen? Wenn ja: Hat sich im Verlauf der Praxis etwas davon – wie viel oder wenig auch immer – gelöst? Wenn nicht: Konnten Sie akzeptieren, dass sich (noch) nichts entspannen will? Und wer oder was hindert Sie daran, den inneren Widerstand gegen die Anspannung wenigstens für ein paar Minuten aufzugeben?
- Kam Lufthunger auf? Wenn ja: Konnten Sie sich darauf einlassen?
- Unabhängig von der Frage, ob die Übung angenehm war oder nicht: Haben Sie das Gefühl, dass es Ihnen guttun könnte, öfter eine solche Praxis zu machen?
- Ist Ihnen sonst noch etwas aufgefallen? Schreiben Sie Ihre Beobachtungen auf!

Tipps und Hinweise

Energie zurückholen – Man sagt zwar oft, es sei gut, Spannung *loszulassen,* doch müssen wir sie gar nicht als einen Feind ansehen, den es loszuwerden gilt. Man könnte sie, umgekehrt und im positiven Sinne, auch als unsere eigene Kraft und Energie verstehen, die sich, warum auch immer, in bestimmten Körperbereichen verdichtet hat und dort nun eben drückt, zieht und sticht, eine Energie, die zugleich an anderen Orten fehlt, was uns dann belastet und erschöpft. So wird die Idee des Loslassens mithilfe von Atem- und Körperbewusstheit zur konkreten Reintegration der Energie in unserem Körper. Auf solche Weise sorgen Sie wieder für eine bessere Verteilung Ihrer Kraftreserven innerhalb des Körpers, um für die Herausforderungen des Lebens verfügbar zu sein. Der Rückfluss gebundener Energie kann nach einiger Zeit auch Glückserfahrungen auslösen. Genießen Sie das!

Lufthunger – Es ist wahrscheinlich, dass bei dieser Übung etwas Lufthunger auftritt, wenn Sie damit bereits in der Übung *Natürlich atmen* Bekanntschaft gemacht haben sollten. Ist er tolerierbar, entspannen Sie sich in dieses Gefühl hinein, so gut es Ihnen gelingt. Das ist ein heilsamer Prozess, mit dem gezielt umzugehen Sie noch lernen werden, um im wahrsten Sinne des Wortes eine »Kohlendioxidtherapie« zu machen.

Die Übung variieren – Diese Übung können Sie auf einfache Weise Ihren Bedürfnissen anpassen und variieren:

Länger oder kürzer bei einzelnen Körperbereichen bleiben – Sie können nach nur zwei oder drei Atemzügen Ihre Wahrnehmung von einem zum nächsten Bereich verlagern und so immer wieder durch die vier Punkte (Kiefer, Schultern, Hände, Bauch) rotieren. Oder Sie lassen die Aufmerksamkeit mit jeder Ausatmung durch alle vier Punkte hinabgleiten: Sie atmen über Kiefer, Schultern und Hände aus, und am Ende der Ausatmung ruht Ihre Aufmerksamkeit einen Moment im Bauchraum ...

Beziehen Sie andere Körperbereiche mit ein – Ein gutes Vorgehen wäre dieses: Bleiben Sie ein paar Minuten lang bei den vier Punkten, dann atmen Sie in andere Bereiche hinein, zum Beispiel Füße, Beine, Rücken oder ganz speziell da, wo Sie Spannungen fühlen oder Schmerzen haben. Sie können auch, am besten zum Abschluss der Übung, mit dem ganzen Körper atmen und mit jeder Ausatmung Spannung abfließen lassen (oder sich eben zurückholen).

Nutzen Sie Bilder beim Üben – Sie könnten sich zum Beispiel vorstellen, dass Licht in die Bereiche fließt, wo gerade Ihre Atemwahrnehmung ruht. Geben Sie dem Licht eine Farbe, die Sie mögen und als heilsam empfinden. Oder Sie verbinden Atem und Körperwahrnehmung mit einer glücklichen Erinnerung. Oder einer Vorstellung: ein kühler Wald, ein Meeresstrand, das Bild eines Menschen oder Tieres, das Sie lieben ...

Der Atemanker

Ein Bild, mit dem ich gern arbeite und das ich regelmäßig in meinen Atemtrainings nutze, ist ein *sinkender Anker*. Eine meditative Praxis, die auch hilft, nach der Ausatmung kurze und wohltuende Atempause zu machen, ein Moment der Atemstille und des Ausruhens. Nennen wir diese Übung den *Atemanker.*

Die wesentlichen Voraussetzungen für diese Übung haben Sie schon kennengelernt: Sie atmen durch die Nase und lassen die Brust zur Ruhe kommen, damit der Atem sich aus dem unteren Atemraum – aus der Tiefe heraus – entfalten kann. Sie entspannen sich dabei, so gut es Ihnen gelingt, in die Ausatmung hinein. Das Bild des Ankers will Ihnen dabei helfen. »So gut es Ihnen gelingt«, das meint: Sie können hier nichts erzwingen, nur erlauben.

Zur Ruhe kommen – Sitzen Sie bequem und schließen Sie die Augen. Legen Sie gern die Hände auf Brust und Bauch, wenn Sie möchten, und kommen Sie einen Moment zur Ruhe.
Brust ruhig, Atembewegung aus dem Zwerchfell – Sollten Sie Bewegung im Brustraum fühlen, erlauben Sie, dass sie von Ausatmung zu Ausatmung sanfter wird ... bis sie vielleicht völlig versiegt ... die Atemaktivität kommt ganz aus dem Bauch- oder Zwerchfellraum. Es ist in Ordnung, wenn der Bauch sich nun stärker weitet, machen Sie sich keine Gedanken darüber! Der Rhythmus Ihrer Atmung interessiert Sie jetzt nicht und Sie greifen auch nicht in sein Fließen ein ... Bleiben Sie ein paar Atemzüge dabei.
Der Anker – Nun stellen Sie sich einen Anker vor, der mit der Ausatmung sachte auf den Meeresgrund sinkt, mit der Einatmung hebt er sich wieder. Lassen Sie dies in einem angenehm langsamen Tempo geschehen, aber ohne dabei innerlich zu zählen oder an andere Dinge zu denken, die den Atemrhythmus vorgeben ... Erlauben Sie, dass sich ein Rhythmus ganz von selbst einstellt: Sie atmen aus ... Der Anker braucht seine Zeit, bis er sinkt ... Dann mag da vielleicht eine kleine Pause sein ... der Anker ruht auf dem Meeresgrund ... Wenn er sich bei Ihnen gleich wieder heben möchte, ohne Pause dazwischen, ist auch das in Ordnung ... Sobald der Impuls zur Einatmung kommt, atmen Sie ein ... und der Anker steigt wieder auf ...
Versuchen Sie, das Ausatmen als *Nach-Hause-Kommen* zu sehen ... als ein Ausruhen ... Pause ... und mit der Einatmung beginnt die Reise von Neuem ... Ausatmen ... Heimkommen ... Rast ... Dann atmen Sie ein, eine neue Reise beginnt ... ein paar Minuten ...

Selbstreflexion

Die folgenden Fragen können Ihnen helfen, sich Ihre Atempraxis genauer anzuschauen:

- Konnten Sie sich auf die Übung einlassen? Hat es Ihnen gutgetan?
- Wurde die Brust still, sodass der Atem aus dem Zwerchfellraum kam?
- Konnten Sie im Bauchraum loslassen, weich werden, sich in die Ausatmung entspannen?
- Konnten Sie zulassen, dass sich ganz von selbst ein Atemrhythmus einstellt? Oder hatten Sie das Bedürfnis, den Rhythmus zu verändern, den Atem zu kontrollieren?
- Half Ihnen das Bild des Ankers beim entspannten Atmen? Könnte Ihnen ein anderes Bild besser helfen? Welches?
- War da eine Atempause nach dem Sinken des Ankers?
- Der Einatmungsimpuls: Welche Wahrnehmung signalisierte Ihnen einzuatmen? Können Sie da ein konkretes, körperliches Signal benennen? Welches? Wenn das Signal nicht körperlich ist: Was löst die Einatmung aus? Bleiben Sie dabei so konkret wie möglich? (Also nicht: »Ich denke, dass ...«, sondern: »Ich spüre ...«)
- Ist Ihnen sonst noch etwas aufgefallen? Schreiben Sie Ihre Beobachtungen auf!

Tipps und Hinweise

Den Atem kontrollieren (oder nicht) – Im Selbstreflexionsteil zur Übung habe ich Sie gefragt, ob Sie zulassen konnten, dass ein Atemrhythmus sich von selbst einstellt, oder ob Sie das Bedürfnis hatten einzugreifen. Manchmal kann das unklar sein: Geschieht der Atem von selbst? Oder *mache* ich ihn? Das kann eine feine Linie sein und Sie sollten sich nicht den Kopf darüber zerbrechen! Der Atem ist einerseits ein autonomer Prozess, der sich – zum Glück! – ja auch dann vollzieht, wenn Sie nicht daran denken.[4] Andererseits können Sie willentlich mit ihm arbeiten, ihn verändern und formen. Und beides ist bewusst erlebbar: Sie haben gewissermaßen zwei Atemzentren, eines im Stammhirn, wo auch viele andere autonome Prozesse gesteuert werden (zum Beispiel die Temperatur, der Herzschlag, die Schweißdrüsen oder die Hormonaktivität), und eines im Großhirn, von wo aus wir willentlich in den Atem eingreifen können. Die genannte feine Linie ist, wenn man so will, der Begegnungspunkt dieser beiden Atemzentren, der Schnittpunkt bewusster und autonomer Atemsteuerung.

Nach Hause kommen – Zum Ende der Übung habe ich Ihnen ein zweites Bild mit in die Übung gegeben. Tatsächlich ist es viel mehr als nur ein Bild. Es ist eine Einladung, das Ausatmen und die vielleicht kurze Pause danach als das eigentliche Ziel eines jeden Atemzugs zu erleben. Der Fokus liegt also auf der Ausatmung, auf dem Heimkommen, auf der Stille nach der Bewegung. Diese Einstellung verändert den Zugang zum Atmen hin zu einem Zulassen und fördert die Entspannung.

Die Pause nach der Ausatmung – Es ist normal, dass nach der Ausatmung eine kleine Pause kommt, gerade bei dieser Übung. Sollte bei Ihnen jedoch keine Atempause kommen wollen, machen Sie sich keinen Kopf, diesem Thema werden wir uns noch ausführlich zuwenden.

Doch zuerst möchte ich Ihnen im folgenden Kapitel wichtige Informationen rund um die Nase geben.

Die Nase ist zum Atmen da

Die Übungen in diesem Buch führen Sie bitte alle mit Nasenatmung durch. Und was fürs Üben gilt, gilt umso mehr für den Alltag: Die Mundatmung sollte generell der Ausnahmefall bleiben, die Nasenatmung dagegen die Regel, am Tag und in der Nacht. Leider ist das nur zu oft anders, viele gewöhnen sich an, häufig durch den Mund zu atmen, oder haben Probleme, durch die Nase zu atmen, weil sie chronisch entzündet und verengt ist. So ist es gut möglich, dass Sie zu den fast 40 Prozent der Menschen gehören, die immer wieder mal oder dauernd mit Nasenproblemen zu kämpfen haben.

Die Abhängigkeit von Nasensprays nimmt stetig zu und jeder

Fünfte leidet unter Anosmie, kann also nicht mehr richtig riechen. Deshalb möchte ich Ihnen in diesem Kapitel Infos und Tipps rund um die Nase geben, die Ihnen helfen, sie zu öffnen, wenn sie verengt ist, beziehungsweise dafür zu sorgen, dass sie sich erst gar nicht mehr so stark verengt. Im Übrigen unterstützen *alle* Übungen in diesem Buch auch die Nasenatmung einfach deshalb, weil sie auf die Normalisierung der Atmung zielen.

Warum ist die Nase so wichtig?

Die Nase erfüllt essenzielle Aufgaben im Atemprozess. Sie sind so essenziell, dass das Atmen durch die Nase sogar wichtiger ist als jede noch so raffinierte Atempraxis, die Menschen sich ausgedacht haben. Wenn es um die Gesundheit geht, gilt: *Alles Atmenüben nutzt nichts, wenn nicht auch die Nasenatmung zur Regel im Alltag wird.*

Vorbereitung der Atemluft – Die Nase reinigt, erwärmt und befeuchtet die Atemluft. Das ist wichtig, weil unsere Atemwege und Lunge keine Freude an kalter, trockener und verschmutzter Luft haben, sondern dabei austrocknen, unterkühlen und mit Schmutzeinträgen belastet werden, was Infektionen der Atemwege Vorschub leistet, vor allem wenn die Schmutzpartikel tief in die Lungen eindringen: Was in die feinen Lungenbläschen gelangt, kann dort nicht wieder heraus! Die Luft muss also dringend vorbereitet werden, bevor sie in die tiefen und feinen Strukturen Ihrer Lunge einströmt. Allein schon die Umstellung von Mund- auf Nasenatmung kann bei Asthma, der chronisch-obstruktiven Lungenerkrankung (COPD) oder Allergien drastische Verbesserungen bewirken und Ihnen helfen, mehr innere Ruhe zu fühlen. Betrachten Sie Ihre Nase als das »Air-Conditioning-System Ihres Körpers«.

Förderung einer sanften Atmung – Die Nase verlangsamt den Atemstrom. Das unterstützt einen ruhigen Atem und reguliert damit auch die Atemmenge. Letzteres ist von besonderer Bedeutung für die

Gesundheit, wie Sie im Kapitel *Auf die richtige Menge kommt es an* nachlesen können.

Die Verbindung von Nase und Zwerchfell – Nase und Zwerchfell unterhalten einen »heißen Draht«, die Nasenatmung korreliert nämlich direkt mit der Zwerchfellatmung. Sie können das einfach überprüfen: Machen Sie einen großen Atemzug durch den Mund. Dabei werden Sie feststellen, dass die meiste Atembewegung im Brustraum geschieht. Atmen Sie dagegen sanft durch die Nase, ist es der untere Atemraum, das Zwerchfell also, wo die meiste Aktivität stattfindet. Erinnern Sie sich an die *Big Five des gesunden Atmens*, da sind Nase und Zwerchfell als die ersten beiden wichtigen Merkmale einer gesunden Atmung genannt.

Das »NO-Wundermolekül« – In den Nasennebenhöhlen wird Stickstoffmonoxid gebildet oder NO, wie seine chemische Bezeichnung lautet. Diese Substanz sorgt dafür, dass eindringende Bakterien, Pilze und Viren neutralisiert werden. Würden alle Menschen den größten Teil des Tages ausschließlich ihre Nase zum Atmen benutzen, hätten wir viel weniger mit Infektionserkrankungen zu tun, einschließlich COVID-19, wie man aus Laborexperimenten weiß. Wenn es ums Atmen geht, ist Ihre Nase damit Ihre erste Verteidigungslinie. Was hier nicht durchkommt, erreicht auch nicht das Innere Ihres Körpers!

NO hat noch viele weitere Funktionen, immer mehr davon wurden in den letzten Jahren entdeckt und in mittlerweile Tausenden wissenschaftlichen Publikationen dokumentiert: Es weitet die Blutgefäße, senkt den Blutdruck, verbessert die Durchblutung, stärkt das Nervensystem, sterilisiert Keime, bekämpft Entzündungen und sogar Tumoren. Das Wissenschaftsmagazin *Science* hat das Wundermolekül NO im Jahre 1992 sogar zum »Molekül des Jahres« gekürt!

Das Atemdrama bei Kindern

Heutzutage atmen mehr als die Hälfte der Kinder über weite Strecken des Tages durch den Mund, wie mehrere internationale Studien gezeigt haben. Lehrer und Lehrerinnen in meinen Atemkursen bestätigen mir das ebenso immer wieder wie besorgte Eltern. Und dies, obgleich die nachteiligen Wirkungen häufiger Mundatmung schon lange bekannt sind, wie man medizinischen Publikationen des 19. Jahrhunderts entnehmen kann, die in teils drastischen Worten, die man heute so wohl nicht mehr wählen würde, viele der Probleme benennen, die aus einer dysfunktionalen Atmung erwachsen, besonders bei Kindern, die ja noch im Wachstum sind. Nur zwei Beispiele sollen an dieser Stelle genügen. So war beispielsweise in einer Publikation aus dem Jahr 1886 zu lesen:

> »Schliesslich drückt jahrelanges Mundathmen bei Erwachsenen dem Gesichtsausdruck einen Stempel auf, der nicht zu missdeuten ist. Der Mund steht offen, die Lippen sind eingezogen, die Zähne, besonders des Oberkiefers, stehen vor, die Nasolabialfalten verstreichen und das Gesicht gewinnt das Aussehen des Blödsinnigen, Kindischen.«[5]

Noch etwas drastischer klingt das in einer HNO-Fachpublikation aus dem Jahr 1890:

> »Diese Unglücklichen sehen nicht nur dumm aus, sie sind es auch wirklich; und sie zeigen zahlreiche Anzeichen von geistiger Verwirrung mit der Unfähigkeit, die Aufmerksamkeit zu bündeln, um zu lernen, sich etwas zu merken oder zu denken, wobei das Ganze auf eine Beeinträchtigung der Gehirnfunktion hindeutet.«[6]

Es ist mittlerweile vielfach belegt, dass die gesundheitlichen Folgen der Mundatmung von Zahnschäden über drastische Veränderungen der Schädel- und Gesichtsform bis hin zu Atemwegsverengungen, Infektionskrankheiten, Schnarchen und Schlafapnoe, chronischer Erschöpfung und kognitiver Leistungsschwäche reichen. Mehr noch: Die gesamte Körperhaltung, vom Kopf bis zu den Füßen, ist nachteilig betroffen, wenn insbesondere Kinder über längere Zeit gewohnheitsmäßig durch den Mund atmen.[7] Obgleich all das seit Langem bekannt ist: Es kann mitunter eine ganze Weile dauern, bis Erkenntnisse auch ihren Weg in die gelebte Praxis der Menschen finden, sei dies nun in Therapien oder im Privatleben.

Sprechen, Sport und andere Aktivitäten

Um Missverständnisse auszuschließen: Es gibt natürlich Aktivitäten, da *müssen* wir durch den Mund atmen, zum Beispiel beim Spielen eines Blasinstruments oder beim Singen. Auch bei großer Anstrengung. Und ja, wenn es sein soll, auch mal bei bestimmten Atem- oder Entspannungsübungen, die uns besonders am Herzen liegen, solange wir es nicht übertreiben. Nichts davon müssen Sie aufgeben, wenn Sie sich ums gesunde Atmen bemühen. Worauf es ankommt, ist die Frage, wie Ihre *Atmung im Alltag* aussieht. Die richtigen Atemstrategien unterstützen Sie dabei, alle diese Dinge besser, weniger erschöpfend und mit noch mehr Freude zu tun!

Die meisten atmen auch beim Sprechen viel durch den Mund. Gönnen Sie sich den Spaß und sehen Sie sich einmal bewusst die Atmung von Nachrichtensprechern, Politikern oder Schauspielern an: Dort (und natürlich nicht nur dort) ist die Mundatmung beim Sprechen der Normalfall. Der Atem ist dazu häufig deutlich hörbar, eine große Einatmung vor jedem Satz, der kaum in die Tiefe geht, also nicht vom Zwerchfell getragen ist, sondern von der Arbeit der Brustmuskeln. Das macht das Sprechen anstrengend und nimmt der Stimme einiges von ihrer Substanz und Kraft. Es kann zudem unruhig, geradezu unsouverän auf andere wirken, so zu sprechen, da sich diese »Stressatmungsenergie« überträgt und unbewusst registriert wird.

Ein ruhiger Atem hingegen verändert sofort die Situation für uns selbst wie auch für andere: Ein Autohändler, der einmal ein Atemcoaching bei mir machte, berichtete, seit er beim Sprechen konsequent durch die Nase atmen würde, hörten die Kunden ihm besser zu. Die Korrektur seiner Atmung normalisierte zudem seinen Blutzucker und machte nach nur kurzer Zeit sogar seine Diabetesmedikation obsolet.

Ein anderes Beispiel: Der Musiker eines Staatsorchesters, der an Asthma litt und ein Atemtraining begann, erlebte als erste Wirkung seiner Praxis, noch bevor das Asthma besser wurde, dass ihn der soziale Stress in seinem Beruf nicht mehr so belastete, der »Zickenkrieg im Orchestergraben«, wie er es ausdrückte. Ebenso wenig der Leistungsdruck, jederzeit »auf Knopfdruck« künstlerische Höchstleistung abrufen zu müssen. Seine Asthmaanfälle gingen zurück und er begann, das natürliche Atmen bewusst in seine musikalische Praxis zu integrieren.

Das sind nur zwei Beispiele von vielen, die ich erlebt habe. Das bewusste Atmen verändert das eigene Befinden im Zusammensein mit Menschen und damit das soziale Setting.

Sollten auch Sie beim Sprechen viel durch den Mund atmen, können Sie das ändern, indem Sie *langsamer* und *bewusster* sprechen und indem Sie *toleranter gegenüber Kohlendioxid* (CO_2) werden. Das senkt den Atemantrieb und verringert die Menge Luft, die Sie zum Atmen brauchen. Eine höhere CO_2-Toleranz lässt Sie entspannter längere Sätze sprechen, bevor Sie wieder einatmen müssen. Dazu genügt eine kurze Pause, in der Sie durch die Nase einatmen. Mundatmung beim Sprechen fördert zudem häufiges Räuspern und steigert den Hustenreiz sowie die Kurzatmigkeit, ein insgesamt erschöpfender Vorgang. Vielsprecher wissen ein Lied davon zu singen!

Was die Themen »Sport« oder »Anstrengung« anlangt: Wer schon beim gemütlichen Joggen, Radfahren oder Treppensteigen im Alltag den Mund zum Atmen braucht, dessen Atmung ist dysfunktional und zeugt von einer zu niedrigen CO_2-Toleranz. Sich anzugewöhnen, die Nase in den meisten Alltagssituationen zum Atmen zu benutzen, mag anfangs herausfordernd sein, ist aber eine der wichtigsten Voraussetzungen für einen gesunden Atem, mehr noch: für Ihre Gesundheit überhaupt!

Eine gesunde Atmung während der Nacht

Tagsüber überwiegend durch die Nase zu atmen, ist mit etwas Atembewusstheit gut machbar. Eine regelmäßige Atempraxis, und seien es nur ein paar Minuten am Tag, hilft dabei, diese zu entwickeln. Doch nachts erleben wir unseren Atem nicht bewusst; und gerade dann entgleist die Atmung bei vielen, sie wird unregelmäßig, großvolumig und hörbar. Manche schnarchen so laut, dass dies zu einem regelrechten »Beziehungskiller« werden kann. Schnarchen, meist in Verbindung mit der Mundatmung, kann sich zur obstruktiven Schlafapnoe (OSA) entwickeln. Dabei kollabieren die oberen Atemwege, was zu unnatürlich langen Atempausen führt, gefolgt von intensiven, lautstarken und ruckartigen Einatem-Impulsen. Dabei wachen die Betroffenen immer wieder kurz auf, nur um gleich wieder einzuschlafen und in den nächsten Zyklus von übertrieben starker Atmung einzutreten, meist durch den Mund und in Verbindung mit Schnarchen; dann der Kollaps der oberen Atemwege, eine lange Atempause, schließlich intensive Einatem-Impulse mit kurzem Aufwachen, oft viele Male in jeder Stunde. Diese »Atem-Achterbahn« zerrüttet den Schlaf und kann die Gesundheit massiv beeinträchtigen. Und es ist alles andere als eine Seltenheit: Mehr als eine Milliarde Menschen weltweit leiden unter OSA.

Schnarchen und Schlafapnoe sind sogenannte »schlafbezogene Atemstörungen« und gehen mit einer Vielzahl von möglichen Symptomen und Erkrankungen einher, denn wer nicht mehr erholsam schläft – und das trifft leider auf die übergroße Mehrheit der modernen Zivilisationsmenschen zu, wie Untersuchungen zeigen –, ist nicht nur unausgeschlafen und müde, sondern auch anfällig für zahlreiche Krankheiten. Der US-Zahnmediziner und Schlafexperte Dr. Steven

Lamberg listet in seinem Buch über die Schlafapnoe[8] nicht weniger als 170 zum Teil schwere Erkrankungen und Symptome auf, die mit Schnarchen und Schlafapnoe in Verbindung stehen. Ich nenne hier nur einige davon (in alphabetischer Reihenfolge): Asthma, Arthritis, Beinkrämpfe, Bettnässen, Bluthochdruck, chronische Kopfschmerzen, chronische Nasenverstopfung, Demenz, Diabetes, Ekzeme, Erektionsstörungen, Fibromyalgie, Gedächtnisschwierigkeiten und andere kognitive Beeinträchtigungen, Glaukom, Herz-Kreislauf-Erkrankungen bis hin zum Herzinfarkt, Morbus Crohn, Epilepsie, Depressionen, Nierenerkrankungen, Osteoporose, Panikattacken, Psychosen, Schlaflosigkeit, Tinnitus, dazu zahlreiche Zahnprobleme wie Malokklusion (Fehlstellung), schiefe Zähne, Zahnerosion und vieles anderes mehr …

Eine beeindruckende Liste, nicht? Die Atmung ist ein systemisches Geschehen, jede Zelle des Körpers ist davon unmittelbar abhängig und betroffen. Ebendeshalb ist die Palette an möglichen Symptomen so groß, wenn die Atmung dysfunktional ist. Eine gesunde Atmung während der Nacht ist eine Voraussetzung nicht nur für einen guten Schlaf, sondern für die Gesundheit im ganzheitlichen Sinne.

Besser atmen in der Nacht: Was Sie sofort tun können

Es gibt einfache Maßnahmen, die weder Zeit noch Geld kosten, um schnell eine bessere Atem- und Schlafqualität während der Nacht zu erreichen:

- Liegen Sie mit erhöhtem Kopfteil, zum Beispiel mithilfe eines einstellbaren Lattenrostes. Auch ein handelsübliches Keilkissen oder ein passender Kopfkissenaufbau löst das gut. Experimentieren Sie mit der Höhe. Anfangs mag das etwas gewöhnungsbedürftig sein, unterstützt aber das gute Atmen. Für viele ist es sinnvoll, leicht oder auch ganz seitlich zu liegen, das besänftigt den Atem und beugt vor allem einer Verengung der oberen Atemwege vor.
- Vermeiden Sie Kaffee, Alkohol oder andere Stimulanzien vor dem Schlafengehen, ebenso späte Mahlzeiten. All das treibt die Atmung an.
- Etablieren Sie einen gleichmäßigen Schlaf-Wach-Rhythmus.

- Beschäftigen Sie sich abends nicht mit stressenden Angelegenheiten und meiden Sie Computer und Smartphone in den letzten zwei, drei Stunden vor dem Schlafen.
- Belüften Sie Ihren Schlafraum gut. Halten Sie ihn kühl und, soweit möglich, staubfrei. Er sollte zudem dunkel und still sein (Augenbinde und Ohrstöpsel sind da mitunter eine große Hilfe).
- Ernähren Sie sich gesund, vermeiden Sie Übergewicht und bewegen Sie sich viel an der frischen Luft.
- Machen Sie eine Atempraxis am Abend.
- Schließlich: Probieren Sie doch mal, Ihren Mund zu tapen.

Taping

Das Taping des Mundes für eine gute Nasenatmung während der Nacht mag zunächst eine etwas irritierende Vorstellung sein, doch warum sollten Sie nicht mal etwas nachhelfen, um die negativen Folgen der Mundatmung zu vermeiden? Mit dieser einfachen Maßnahme atmen Sie ab sofort die ganze Nacht durch die Nase! Auch der eben erwähnte Schlafexperte Dr. Lamberg empfiehlt die Methode.

Nicht selten treten dadurch starke Veränderungen – buchstäblich über Nacht – ein: In einem bayerischen Alpen-Luxushotel hielt ich einmal einen Vortrag zum gesunden Atmen. Ich hatte zur Demonstration ein Klebeband dabei, wie ich es auch selbst benutze, und zeigte dem Publikum, wie man das Tape nachts anwendet. Eine ältere Dame bat mich um ein Stück, um es gleich auszuprobieren. Als ich am nächsten Tag mit meiner Frau Nella am Frühstückstisch saß, kam die Dame zu uns und sagte: »Guten Morgen! Ich habe in der letzten Nacht meinen Mund zugeklebt und seit sieben Jahren zum ersten Mal wieder durchgeschlafen. Und das ohne meine CPAP-Maschine! Die werde ich noch heute entsorgen.«

CPAP-Maschinen[9] sind Geräte, die über eine Atemmaske, die man aufsetzt, einen konstanten Luftstrom in die Atemwege leiten, um diese offen zu halten – im Grunde ein umgekehrtes »Staubsaugerprinzip«. Sie schützen zwar vor dem Kollaps der Atemwege, ändern aber leider nichts an den eigentlichen Ursachen des Problems. Denn meist sind es die Atemgewohnheiten der Menschen, insbesondere die Mundatmung, die eine Schlafapnoe begünstigen. Atmet man wieder durch die Nase, ist das Apnoeproblem damit oft behoben.

Die Dame aus dem Hotel war freilich nicht die Einzige, die ihre Abhängigkeit von der CPAP-Maschine durch das Taping beendete. Besonders gern erinnere ich mich an meinen früheren Hausarzt. Er war ein ausgebildeter Anästhesist, der sich auch für ganzheitliche Medizin interessierte. Kurz bevor er seine Praxis schloss, um in den Ruhestand zu gehen, erzählte er mir von seiner Schlafapnoe. Ich empfahl ihm, den Mund zu tapen. Eine Woche später bat er mich erneut in seine Praxis – einfach nur, um Danke zu sagen: Seine CPAP-Maschine war bereits entsorgt. Kleine Maßnahmen können manchmal Großes bewirken!

Natürlich muss man nicht an obstruktiver Schlafapnoe leiden, um vom Mundtaping zu profitieren. Die meisten, die es probieren, schlafen erholsamer, fühlen sich ausgeruhter und haben mehr Energie für den Tag.

So tapen Sie richtig

Es gibt heute eine fast schon verwirrende Vielfalt vorkonfektionierter Produkte, um den Mund zu tapen – dies allein zeigt bereits, dass viele es als hilfreich erleben. Ich erkläre Ihnen hier gern, wie ich selbst tape:

Besorgen Sie sich ein hautfreundliches medizinisches Klebeband.[10] Bitte beachten Sie aber, dass es nie eine Garantie dafür gibt, dass wir alles gut vertragen, in seltenen Fällen kann die Haut auch überempfindlich reagieren, dann benutzen Sie ein anderes Produkt.

Reißen Sie ein 5 bis 10 Zentimeter langes Stück davon ab und *kleben Sie es an einem oder auch beiden Enden etwas um*, sodass das Band dort nicht an der Haut haften kann. Dies hilft, das Klebeband schnell wieder abzuziehen, wenn man das Bedürfnis hat. Bevor Sie den Mund tapen, kleben Sie das Band einmal auf Ihren Handrücken und ziehen es dann wieder ab. So klebt es nicht so fest auf dem Mund, das Abziehen des Tapes vom Mund ist dann angenehmer. Nehmen Sie die Lippen ein wenig zusammen und kleben Sie das Tape auf Ihren Mund. Das Zusammenziehen der Lippen sorgt dafür, dass das Band nicht direkt darauf klebt, sondern auf der unempfindlicheren Haut um den Mund herum. Schlafen Sie gut!

Wenn Ihnen der Gedanke unangenehm ist, den ganzen Mund zu tapen, nehmen Sie einfach ein kürzeres Stück. Manchmal genügen schon 1 bis 2 Zentimeter, um den Mund über Nacht geschlossen zu halten. Eine gute Idee ist auch, das Tapen zunächst tagsüber zu versuchen, um sich daran zu gewöhnen. Wenn Sie es mal eine halbe Stunde im Alltag anlegen, merken Sie zudem sofort, wann und wie häufig Sie tagsüber dazu neigen, durch den Mund zu atmen – das ist ein aufschlussreiches Feedback!

Es ist normal, wenn Sie in den ersten Nächten der Gewöhnung beim Aufwachen bemerken, dass Sie das Tape abgezogen haben und irgendwo im Bett finden. Das hört nach kurzer Zeit auf und Sie werden es problemlos die ganze Nacht tragen können. Seien Sie achtsam beim Abziehen des Bandes, damit Ihre Lippen geschont bleiben. Sie können sie vor dem Aufkleben auch etwas einfetten (mit Vaseline, einem Lippenpflegestift oder etwas Vergleichbarem). Das Tape wird dennoch gut halten, wenn Sie die Lippen vor dem Aufkleben zusammenziehen. *Tapen Sie nicht, wenn Ihnen übel ist oder wenn Sie viel Alkohol getrunken haben!*

Können auch Kinder tapen?

Häufig berichten mir Eltern, dass sie sich Sorgen um ihre Kinder machen, um deren Atmung es ja leider tatsächlich oft nicht gut bestellt ist: 15 Prozent leiden unter Asthma und über 50 Prozent atmen über weite Strecken des Tages gewohnheitsmäßig durch den Mund, wie Studien zeigen (siehe auch den Abschnitt *Das Atemdrama bei Kindern*).

Sogar Schnarchen und Schlafapnoe kommen bei Kindern immer häufiger vor.

Können auch Kinder tapen? Ja, auch Kinder ab vier bis fünf Jahren können tapen. Dazu sollte man aber vorkonfektionierte Produkte nutzen, die den Mund nicht ganz zukleben. Wenn Sie bei den bekannten Online-Händlern nachsehen und den Suchbegriff »Mundpflaster« eingeben, werden Sie eine Reihe von Produkten finden, die den Mund trotz Tapings teilweise offen lassen, auch solche, die den Mund ringförmig umschließen, um sanften Druck auf die Mundmuskulatur auszuüben. Das hilft, den Mund einigermaßen geschlossen zu halten, dennoch können die Kinder ihn dann noch öffnen.

Nasenatmung in Bewegung

Bewusstes Atmen durch die Nase kann man hervorragend in Bewegung üben. Die alten Tibeter haben das in komplexen Übungsreihen intensiv praktiziert, um in den Höhenlagen, in denen sie lebten, gesund zu bleiben und sich auf ihre Meditationsübungen vorzubereiten. Das Grundprinzip lässt sich einfach auch im täglichen Leben umsetzen, etwa im Gehen: Machen Sie Spaziergänge und bleiben Sie dabei ausschließlich in der Nasenatmung.

Experimentieren Sie mit der Gehgeschwindigkeit: Immer wenn Sie bemerken, dass das Gefühl aufkommt, durch den Mund einatmen zu wollen, oder das Atmen sich anstrengend anfühlt, gehen Sie etwas langsamer oder machen auch mal eine kurze Pause, bis der Atem sich wieder beruhigt hat.

Dann gehen Sie weiter … nur das Gehen mit Nasenatmung … so oft und so lange, wie Sie wollen!

Diese Praxis hat, ihrer äußeren Einfachheit zum Trotz, durchaus Tiefe: Sie machen dabei den Atem zum »Chef« und lassen ihn »ansagen«, was physisch im Moment möglich ist, anstatt Ihren Körper zu zwingen, etwas zu tun, sodass der Atem nur mit Anstrengung mitgehen kann. Immer dann nämlich, wenn der Mund beim Atmen mithelfen muss, sind Sie an dem Punkt, der die Grenze Ihrer momentanen physischen Leistungsfähigkeit aus der Atemperspektive darstellt. Ihrem Körper mal nicht aufzuzwingen, was Sie wollen, sondern sich von Ihrer Atmung zeigen zu lassen, was gerade geht, hat etwas von Akzeptanz, Zulassen und gesunder Demut. Gleichzeitig kann es die Grundlage großer Leistung sein: Wie ich von erfahrenen Kletterern weiß, die an meinen Atemtrainings teilgenommen haben, lassen sich auch die Berge Nepals mit Nasenatmung erklimmen, und das auf viel gesündere und weniger erschöpfende Weise!

Das Zwerchfell aktivieren

Im Kapitel *Was sich beim Atmen bewegt* haben wir über das Zwerchfell, unseren wichtigsten Atemmuskel, und seine Rolle beim Atmen gesprochen. Für eine entspannte Atmung kommt es besonders auf diesen Muskel an. Wird die Atmung dysfunktional, geht das so gut wie immer mit einer verstärkten Brust- und oft auch Mundatmung einher. Die Konsequenz ist, dass das Zwerchfell dann zu wenig oder fast gar nicht mehr benutzt wird. Muskeln, die nicht arbeiten, werden aber schwächer und können chronische Spannung aufbauen, erst recht, wenn Stress oder seelische Belastungen dazukommen. Mit Spannungen und Härten im Zwerchfell kämpfen viele, doch zum Glück kann man da für Abhilfe sorgen. Die ersten beiden Maßnahmen dazu haben Sie bereits kennengelernt.

Erstens sollte die Nasenatmung zur Regelatmung werden und Sie sollten nur im Ausnahmefall durch den Mund atmen. Zweitens helfen Übungen wie *Natürlich atmen* und bewusste Atementspannungspraktiken wie *Die Vier-Punkt-Entspannung* oder *Der Atemanker*: Sie verlagern die Atemaktivität in den Zwerchfellraum. Das Zwerchfell bekommt also auf ganz sanfte Weise wieder etwas zu tun.

Die nun folgende Übung indes trainiert es noch direkter und intensiver. Das hilft auch, Spannungen zu lösen. Sie brauchen dafür nur 5 Minuten Zeit.

Der goldene Gurt

Zur Ruhe kommen und natürlich atmen – Sitzen Sie natürlich aufrecht und kommen Sie einen Moment zur Ruhe. Die Hände ruhen bequem auf den Oberschenkeln oder im Schoß. Lassen Sie auch den Atem zur Ruhe kommen und die Atmung ganz aus dem Bauchraum heraus geschehen, die Brust bleibt so still wie möglich. Machen Sie ein paar Atemzüge.

Der goldene Gurt – Stellen Sie sich jetzt vor, um Ihren Oberkörper, in etwa auf Höhe Ihres Bauchnabels, wäre ein breiter und dehnbarer Gurt angenehm straff gespannt. Die Aufgabe für die nächsten vier oder fünf Atemzüge ist nun, diesen Gurt bei der Einatmung so langsam und weit wie möglich zu dehnen, um dann so langsam und weit wie möglich wieder auszuatmen.

Sie atmen ein und weiten – so langsam, wie es Ihnen möglich ist – den Gurt in alle Richtungen: nach vorn, zu den Seiten und nach hinten ... Der Bauchraum weitet sich dabei deutlich ... nicht der Brustraum, nur der Bauchraum ... Atmen Sie so weit ein, wie Sie können ... Sie dehnen den Gurt so weit wie möglich ... eine kleine Anstrengung ... doch achten Sie auch darauf, dass es nicht *zu* anstrengend wird ... Finden Sie ein Maß, das sich richtig für Sie anfühlt ... Beim Einatmen weiten Sie den Gurt ...

Nach dieser Weitung gehen Sie in eine langsame, unangestrengte Ausatmung: Wenn Ihre natürliche Ausatmung an ihr Ende kommt, verstärken Sie diese, indem Sie die Bauchdecke nach innen ziehen ... als würden Sie alle Luft aus sich herausdrücken wollen ... Sie atmen aus ... ganz langsam ... und die Bauchdecke zieht nach innen ... in Richtung Wirbelsäule ... Danach atmen Sie wieder ein ... so langsam wie möglich ...

Nur wenige Atemzüge genügen – Machen Sie auf diese Weise vier bis fünf langsame Atemzüge, dann geben Sie die Kontrolle wieder ab ... und entspannen ... Atmen Sie 1 oder 2 Minuten natürlich.

Machen Sie noch eine zweite Runde ...

Tipps und Hinweise

Einatmung und Ausatmung gehen ineinander über – Lassen Sie Ein- und Ausatmung ineinander übergehen und achten Sie darauf, dass dies so langsam wie möglich geschieht. Wenn es zu langsam ist, werden Sie das am aufkommenden Lufthunger merken. Zwar ist das an sich kein Problem, es macht die Übung aber anstrengender, als sie sein müsste. Vermeiden Sie zu viel Ehrgeiz!

Nur zwei bis drei Runden – Sie sollten diese Übungen, zumindest anfangs, nicht zu intensiv machen. Ein untrainiertes Zwerchfell bekommt schnell Muskelkater, also: zunächst maximal zwei bis drei Runden mit jeweils vier bis fünf langsamen Atemzügen. Sie werden nach einiger Zeit selbst merken, wann Sie die Übung intensivieren können.

Zum Fühlen des Zwerchfells – Es ist schwierig bis unmöglich, das Zwerchfell *direkt* zu spüren. Man erlebt es vor allem mittelbar, also über seine *Wirkungen,* nämlich die *Weitung des unteren Atemraums* beim Einatmen beziehungsweise das Zurückkommen der Bauchdecke bei der Ausatmung, wenn das Zwerchfell wieder entspannt.

Trance – Wenn Sie sich auf eine sehr langsame Atmung einlassen können, ist es möglich, dass Sie eine leichte Trance erleben: ein entspanntes Gleiten in einen tief entspannten Bewusstseinszustand. Sollte das der Fall sein, genießen Sie es unbedingt! Lassen Sie sich dann nach der Übung noch 1 Minute Zeit, um »zurückzukommen«, bevor Sie in den Alltag starten.

Zum Abschluss dieses Kapitels will ich Ihnen noch einen kleinen Trick zum Aktivieren und »Rücksetzen« des Zwerchfells vorstellen – *Das Zwerchfell-Reset.* Diese einfache Aktion kann helfen, kurzfristig Spannungen aus dem Zwerchfell herauszunehmen. Außerdem ist sie ein knappes Krafttraining für diesen lebenswichtigen Muskel. Für die Übung benötigen Sie lediglich 1 bis 2 Minuten Zeit. Am besten führen Sie die Aktion im Stehen durch:

Aufrecht stehen – Stehen Sie bequem aufrecht, bleiben Sie dabei locker in den Knien. Bevor Sie die eigentliche Aktion durchführen, machen Sie ein paar bewusste, natürliche Atemzüge.

Rippenbögen umfassen und vollständig ausatmen – Dann umfassen Sie mit den Händen Ihre unteren Rippenbögen, während Sie vollständig ausatmen, als würden Sie alle Luft aus sich herausdrücken wollen. Drücken Sie dabei kräftig (natürlich nicht *zu* kräftig!) auf die Rippenbögen ... so weit, wie Ihnen das angenehm ist.

Gegen den Druck einatmen – Halten Sie den Druck aufrecht und atmen Sie nun langsam gegen ihn in den Bauchraum ein. Lassen Sie den Atem nicht in den Brustraum ausweichen, denn Sie wollen ja das Zwerchfell adressieren. Es ist in Ordnung, wenn Sie sich bei der Einatmung etwas »anstrengen« müssen, achten Sie nur darauf, dass Sie in einem gut tolerierbaren Bereich bleiben. Sie atmen langsam gegen den Druck der Hände ein.

Kurz normal atmen und Wiederholung – Nach der Einatmung gegen diesen Druck machen Sie ein paar normale Atemzüge und wiederholen die Aktion. Zwei bis drei Runden genügen.

Das Zwerchfell muss sich, solange wir leben, rhythmisch anspannen und wieder entspannen können, damit der Atem richtig geht. Dieses fortwährende rhythmische An- und Entspannen hat es mit dem Herzen gemeinsam. Und beide, Zwerchfell wie Herz, leiden in unserer modernen Welt darunter, dass vor allem das Entspannen immer weniger gut gelingt. Das tut dem Atem nicht gut und ebenso wenig dem Herzen. (Dem Herzen und seiner Verbindung zum Atem werden wir uns übrigens im Kapitel *Langsamer atmen* zuwenden.)

Zwischen Anspannung und Entspannung, sei es nun das Zwerchfell oder das Herz, liegt normalerweise eine kurze natürliche Pause. Das klassische, natürliche Atemmuster ist dann so: Eine relativ kurze Einatmung geht über in eine etwas längere Ausatmung, gefolgt von einer kleinen Atempause. Je entspannter die Atmung, desto langsamer ist der ganze Prozess und umso länger auch die Atempause nach der Ausatmung. Werden diese natürlichen Pausen etwas länger, ist das also eine gute Sache. Mit der Atempause kann man aber auch arbeiten; und darum soll es im nächsten Kapitel gehen.

Auf die richtige Menge kommt es an

Bevor ich Ihnen etwas über die zentrale Bedeutung der richtigen Menge beim Atmen berichte, will ich Sie zu einem kleinen Atemexperiment einladen. Sie brauchen dazu eine Stoppuhr (zum Beispiel von Ihrem Smartphone) oder eine Uhr mit Sekundenzeiger.

Ein Atemexperiment

Setzen Sie sich bequem hin und kommen Sie einen Moment zur Ruhe. Nach einer *normalen Ausatmung* verschließen Sie die Nase mit den Fingern und starten die Stoppuhr.
Entspannen Sie sich in die Atempause und warten Sie auf den Moment, an dem das Bedürfnis einzuatmen einsetzt.
Drücken Sie die Stoppuhr und machen Sie eine *normale Einatmung.*

Wie viele Sekunden hat es gedauert, bis das Bedürfnis aufkam, normal einzuatmen? Schreiben Sie es auf:	Sekunden.

Soeben haben Sie Ihre erste *Kontrollpause* gemessen! Die Kontrollpause ist eine Idee, die auf den Mediziner Konstantin Buteyko (1923–2003) zurückgeht, einen Pionier der modernen Atemforschung, der unzähligen Menschen auf der Welt zu mehr Gesundheit durch eine Normalisierung der Atmung verholfen hat. Berühmt wurde er insbesondere für seine Erfolge bei Asthma. Ich lade Sie ein, diese Pause täglich zu messen, da sie ein Spiegel Ihrer Gesundheit aus der Atemperspektive ist. (Im Kapitel *Atempausen machen* erkläre ich Ihnen dann genau, wie Sie die Kontrollpause auch richtig messen und worauf Sie achten müssen, um Fehler zu vermeiden.)

Die Fähigkeit, eine gewisse Zeit lang *völlig entspannt* eine Atempause machen zu können, bis ein erstes, sanftes Atembedürfnis einsetzt, ist ein Zeichen einer guten Atemgesundheit. Sollten Sie nach einer natürlichen Ausatmung im Ruhezustand schon nach wenigen Sekunden das Gefühl haben, stark einatmen zu müssen, möglicherweise sogar durch den Mund, signalisiert dies, dass Ihre Atmung nicht funktional ist, genauer gesagt: dass Sie gewohnheitsmäßig mehr atmen, als für Ihren Stoffwechsel nötig ist. Man spricht dann vom »Überatmen«. Wenn Sie einige der im *Symptom-Score* abgefragten Symptome bei sich beobachten, ist es wahrscheinlich, dass auch Ihre Kontrollpause eher niedrig ist. (Wie hoch sie sein sollte, besprechen wir ebenfalls im Kapitel *Atempausen machen*.)

Als Sie das kleine Atemexperiment gemacht haben: Welche Wahrnehmung war es, die Ihnen zum Ende der Atempause sagte, dass Sie jetzt einatmen wollen?

- War es eine Wahrnehmung im Brust- oder Halsbereich, eine Kontraktion oder Verengung dort? Eine Bewegung oder ein »Zucken« im Bauchraum?
- War Ihr Signal subtiler? Ein Pulsen in den Schläfen? Ein Schluckimpuls? Ein Gefühl von Hitze? Ein kleiner Druck in der Nase?
- Oder noch subtiler: irgendeine Art von Unwohlsein, körperlich oder gefühlsmäßig? Vielleicht einfach der Gedanke »Jetzt muss ich einatmen«?
- Oder schlicht ein nicht näher beschreibbarer Impuls, einzuatmen, ohne dass Sie sagen könnten, worin er besteht?
- Etwas ganz anderes?
- Halten Sie Ihre Beobachtungen fest!

Dieser erste Impuls zur Einatmung, wie klar oder diffus er sich Ihnen auch gezeigt haben mag, führt uns nun direkt zur Frage, wie die Atmung neurologisch, also vom Gehirn gesteuert wird. Und damit betreten wir das spannende Feld der *Biochemie der Atmung*. Was hier geschieht, ist entscheidend bestimmt davon, wie viel Sie tagein, tagaus atmen. Und die Hauptrolle in diesem lebenswichtigen Prozess hat ein Molekül, das Ihr Körper im Atemprozess ständig selbst erzeugt: *Kohlendioxid*.

Wie Gehirn und Atem zusammenarbeiten

Was immer Sie beim ersten Messen Ihrer Kontrollpause auch wahrgenommen haben, das Gefühl, einatmen zu wollen, rührt nicht von einem Mangel an Sauerstoff her. Vielmehr wird es immer dann ausgelöst, wenn sich eine bestimmte Menge CO_2 im Blut angesammelt hat. Wo genau dieser Punkt liegt, markiert Ihre *individuelle CO_2-Toleranzschwelle*. Und die hängt ganz von Ihren Atemgewohnheiten ab!

CO_2 fällt im Energieerzeugungsprozess des Körpers laufend an. Oft wird es als ein »Abfallprodukt der Atmung« bezeichnet. In Wirklichkeit ist es aber ein Signalmolekül, über das lebenswichtige Vorgänge gesteuert werden.

Zum einen gewährleistet CO_2, dass Sie überhaupt atmen, indem es den *Atemantrieb* auslöst. Ohne dieses Gas würden Sie sofort mit dem Atmen aufhören und ersticken. Ohne CO_2 keine Atmung. Zweitens: Ist genug CO_2 in Ihrem Körper, weiten sich Ihre Blutgefäße, die Durchblutung und die Sauerstoffversorgung nehmen zu. Ist Ihnen bei den Atementspannungsübungen aufgefallen, dass Ihre Hände wärmer wurden? Achten Sie beim nächsten Mal darauf, dies ist ein gutes Zeichen! Diese Weitung verringert auch den Druck auf die Gefäßwände und entlastet so das Herz.

CO_2 ist, drittens, ein Relaxans, es wirkt also entspannend. Schluckimpulse während der Atempraxis, eine leichte Müdigkeit, glasige Augen, das Sinken des Pulses, manchmal auch »glucksende«

Geräusche im Bauch oder das Entstehen von Wärme: All das sind Zeichen einer eintretenden Entspannung. Davon profitieren, viertens, unmittelbar auch die Atemwege: Sie weiten sich. Deshalb kann man Atempausen zum Beispiel gezielt einsetzen, um in Notsituationen einer Verengung der Bronchien entgegenzuwirken.

Der Bohr-Effekt

Besonders interessant rund ums CO_2 ist der sogenannte *Bohr-Effekt:*[11] Bei höheren CO_2-Konzentrationen in den Geweben nimmt die Bereitschaft der roten Blutkörperchen zu, den an sie gebundenen Sauerstoff verstärkt an die Zellen abzugeben. Diesen speziellen Effekt können Sie in der Atemarbeit nutzen, indem Sie systematisch üben, sanfter oder *weniger* zu atmen, und so mehr CO_2 im Körper behalten. Dies ist verbunden mit vielen gesundheitlichen Vorteilen. (Im Kapitel *Weniger atmen* erkläre ich Ihnen genau, wie Sie dies üben.) Knapp formuliert, heißt das: Je sanfter Sie atmen, desto mehr Sauerstoff kann in Ihre Zellen gelangen!

Der Bohr-Effekt stellt sicher, dass der Sauerstoff nicht mit der sprichwörtlichen Gießkanne verteilt wird, sondern zielgenau an den Ort gelangt, wo er am meisten gebraucht wird, nämlich dahin, wo viel gearbeitet wird: Wenn sich zum Beispiel ein Muskel anstrengt, fällt auch vermehrt CO_2 an. Dieses Signal sorgt nun dafür, dass auch genau hierhin mehr Sauerstoff kommt.

Das Säure-Basen-Gleichgewicht

Vielleicht das Wichtigste von allem: CO_2 spielt eine zentrale Rolle im beständigen Bestreben Ihres Körpers, für ein stabiles *Säure-Basen-Gleichgewicht* zu sorgen. Das ist eine Grundvoraussetzung dafür, dass zahlreiche biochemische Abläufe – wie die Arbeit von Hormonen, Enzymen, Vitaminen und die Versorgung mit Mineralstoffen – gewährleistet ist. Wenn Sie sich zum Beispiel anstrengen, fällt mehr CO_2 an. CO_2 ist ein saures Gas, wie man sagt, und so verschiebt sich das Säure-Basen-Klima im Blut und anderen Körperflüssigkeiten in eine saurere Richtung, technisch ausgedrückt: Der pH-Wert sinkt. Ihr Gehirn bemüht sich um Stabilität und hält dagegen, indem es Ihren Atemantrieb erhöht und Sie so zwingt, intensiver zu atmen. Dabei geben Sie vermehrt CO_2 ab und das Klima verschiebt sich wieder in die alkalischere (basischere) Richtung, der pH-Wert bewegt sich zurück nach oben.

Wenn Sie, umgekehrt, große Atemzüge machen, obwohl Sie gerade sitzen oder im Bett liegen, sich also nicht anstrengen, atmen Sie deutlich mehr CO_2 aus, als eigentlich notwendig wäre. Das lässt den pH-Wert ansteigen, das Säure-Basen-Klima verschiebt sich also ins Alkalische. Auch hier versucht Ihr Gehirn gegenzusteuern: Nach diesen großen Atemzügen sinkt Ihr Atemantrieb, Sie atmen also weniger oder Sie machen nach besonders großen Atemzügen vielleicht eine längere Atempause. So sammelt sich wieder mehr CO_2 an und der pH-Wert bewegt sich in die umgekehrte Richtung.[12] Auf diese Weise sorgt Ihr Gehirn in enger Zusammenarbeit mit der Atmung stets für stabile Säure-Basen-Verhältnisse. Und CO_2 ist gewissermaßen der »Mittelsmann« dabei.

In diesem dynamischen Geschehen kann es aber auch zu Problemen kommen, nämlich dann, wenn Sie sich angewöhnen, *regelmäßig mehr zu atmen, als es für Ihren Stoffwechsel eigentlich notwendig wäre.* Dann entsteht ein Überatmungssyndrom – und das hat gravierende Folgen.

Überatmung

Die Überatmung ist das mit Abstand häufigste dysfunktionale Atemmuster. Weist die Atmung nicht länger die Merkmale auf, das Sie als *Big Five des gesunden Atmens* kennengelernt haben, führt dies so gut wie immer zur Überatmung. Ursächlich dafür ist eine ungesunde Lebensweise mit schlechter Ernährung, zu wenig Bewegung und – dies vor allem –: Stress. Auch traumatische Erfahrungen können eine Rolle spielen, ebenso der Hang zu übertriebenem Perfektionismus. Und auch falsche Vorstellungen vom Atmen selbst, vor allem die Annahme, dass es gesund wäre, möglichst große Atemzüge zu machen, wie es die populäre Wellness- und Gesundheitskultur gern propagiert, meist mit der Begründung, dies brächte mehr Sauerstoff in unseren Körper.

In Wahrheit ist diese Aussage schlicht falsch: Ihr Blut ist, ob Sie nun sanft oder intensiv atmen, ob Sie sitzen, stehen, gehen oder schlafen, *immer* zu fast 100 Prozent mit Sauerstoff befrachtet (oder *gesättigt*, wie man sagt).[13] Und davon können Sie auch nur einen Bruchteil verwerten, einen großen Teil, etwa 75 Prozent im Ruhezustand, atmen Sie wieder aus. Sogar wenn Sie sich körperlich anstrengen, enthält Ihre Atemluft noch einen beträchtlichen Teil Sauerstoff. Nur deshalb auch können Sie am Unfallort jemandem mit Mund-zu-Nase-Atmung das Leben retten, also zur Not noch für andere »mitatmen«.

Sie gewinnen also nicht mehr Sauerstoff, wenn Sie Ihre Atmung ohne Not intensivieren. Dafür verlieren Sie mit jeder Ausatmung etwas, nämlich mehr CO_2, als sinnvoll wäre; und so entsteht ein »CO_2-Minus«. In der Fachsprache nennt man das eine »Hypokapnie«. Dummerweise gewöhnt sich das Gehirn schnell auch an ungesunde Verhältnisse und betrachtet den niedrigeren CO_2-Pegel bald als neue Norm. Ihre CO_2-Toleranz sinkt und Ihr Gehirn *verlangt* von jetzt an, dass Sie regelmäßig mehr davon ausatmen, als eigentlich nötig ist. Das hat Folgen für Ihre Gesundheit.

Die Blutgefäße und Atemwege verengen sich, die Durchblutung und die Sauerstoffversorgung sinken. Der Druck auf die Gefäßwände nimmt zu, ebenso Ihre Kurzatmigkeit. Das überatmungsbedingt zu alkalische Säure-Basen-Klima[14] beeinträchtigt die Arbeit von Enzymen, Hormonen und Vitaminen und reduziert die Loslösung des Sauerstoffs von den roten Blutkörperchen (Bohr-Effekt), was das Sauerstoffmangelproblem verstärkt und weitere Probleme nach sich zieht: Der Körper versucht, das Sauerstoffproblem zu kompensieren, indem er die benötigte Energie zunehmend ohne Sauerstoffbeteiligung (*anaerob*, wie man sagt) erzeugt – eine Strategie, die eigentlich für kurzfristige starke Belastungen vorgesehen ist, nicht aber als dauernder Vorgang, das nämlich wirkt erschöpfend.

Schließlich scheiden die Nieren zum Ausgleich des atembedingt zu hohen pH-Werts vermehrt alkalische Substanzen mit dem Urin aus, um zu korrigieren, was beim Atmen schiefläuft. Und dabei werden leider auch wichtige Mineralstoffe mit ausgeschieden, was die gesundheitlichen Probleme weiter verstärkt.

Sie sehen: Eins kommt hier zum anderen, es entsteht eine ganze Kette von Problemen. Das erklärt auch die scheinbar so unzusammenhängende Vielfältigkeit der Symptome, die wir bei Überatmung beobachten können.

Atempausen machen

Und damit kommen wir zurück zur Kontrollpause: Sie ist ein Messwert, der Ihnen sagt, ob Sie überatmen oder nicht, ob Ihr Gehirn also eine physiologisch sinnvolle Menge CO_2 akzeptiert oder nicht. Das macht sie zu einem so wertvollen Werkzeug. Und, darauf habe ich Sie schon hingewiesen, die Zunahme Ihrer CO_2-Toleranz ist eines der wichtigsten Ziele auf dem Weg zum natürlichen Atmen, vor allem *damit* gehen mehr Gesundheit und Leistungsfähigkeit einher!

In diesem Kapitel möchte ich Ihnen nun Techniken vorstellen, mit denen Sie gezielt Atempausen durchführen. Den Anfang macht dabei die Kontrollpause, die Ihnen ein Bild Ihrer aktuellen CO_2-Toleranz gibt – ein wertvolles Atemwerkzeug, das man umso mehr zu schätzen lernt, je regelmäßiger man es einsetzt!

Die Kontrollpause

Die Kontrollpause ist im eigentlichen Sinne keine Übung, sondern eine *CO_2-Toleranzmessung,* bei der Ihre Wahrnehmung das »Messgerät« ist. Sie ist einfach durchzuführen, doch Sie sollten auf ein paar Dinge achten, damit Ihnen der gemessene Wert eine sinnvolle Auskunft gibt.

Die Kontrollpause ist die Zeit, die Sie, gemessen im Ruhezustand, völlig entspannt verbringen können, bis Sie den ersten Impuls zur Einatmung fühlen. Während Sie so in Ruhe sitzen und ein paar Sekunden mit dem Atmen aufhören, findet Ihr Stoffwechsel natürlich weiter statt: Ihr Körper produziert Energie aus Sauerstoff und Nährstoffen. Dabei fällt CO_2 an, das nun jedoch nicht sofort ausgeatmet wird. Dessen Konzentration im Blut steigt also an, bis Ihre individuelle CO_2-Toleranzschwelle erreicht ist. Sobald das der Fall ist, setzt das Gefühl von »Ich will jetzt einatmen« ein: Der Atemimpuls wird ausgelöst. Er ist häufig fühlbar im Bereich des Halses, in der Brust oder im Bauchraum, zum Beispiel als leichte Verengung, Bewegung oder Druck. Überall dort befinden sich Atemmuskeln, die bei Erreichung Ihrer CO_2-Toleranzschwelle getriggert werden.

Es können aber auch subtilere Signale sein, vielleicht nur ein leichtes Gefühl von Unwohlsein, das Ihnen sagt, einzuatmen. Je häufiger Sie die Kontrollpause messen, desto klarer wird sich »Ihr Signal« herausschälen. Am besten führen Sie die Messung jeden Morgen mit nüchternem Magen durch. (Die meisten Atemprotokolle im Atemtagebuch beziehen die Kontrollpause mit ein.)

Je höher Ihre CO_2-Toleranz ist, desto länger dauert es, bis der erste Atemimpuls einsetzt – und umgekehrt. Aus dieser Zeitdauer kann man auf die Atemgesundheit schließen: Höhere Werte gehen einher mit weniger Symptomen, Ihr *Symptom-Score* wird also, wenn Sie täglich die Atempraxis machen, mit der Zeit niedriger werden. Sollten Sie den noch nicht ermittelt haben, wäre jetzt ein sinnvoller Zeitpunkt dafür (siehe Seite 17).

Konsequent angewendet, wird die Kontrollpause zu Ihrem wichtigsten Werkzeug zur Beurteilung Ihrer Atempraxis und -gesundheit. Bevor Sie gleich etwas mehr über die Kontrollpause erfahren, will ich Ihnen noch einmal genau erklären, wie Sie sie messen:

Zur Ruhe kommen – Setzen Sie sich bequem hin und, das ist wichtig, kommen Sie mindestens 3, besser noch 5 Minuten zur Ruhe.
Ausatmen und Atempause – Nach einer ganz normalen, natürlichen Ausatmung verschließen Sie die Nase mit den Fingern und starten die Stoppuhr.
Sich entspannen – Entspannen Sie sich, so gut es geht, in diesen kurzen Moment hinein, in dem Sie nicht atmen. Dabei können Sie die Augen schließen oder geöffnet lassen, vermeiden Sie jedoch, sich zu bewegen, das verfälscht die Kontrollpause.
Einatem-Impuls – Nach einigen Sekunden setzt das Gefühl ein, einatmen zu wollen. Diese »erste Einladung« Ihres Gehirns, einzuatmen, nehmen Sie an. Drücken Sie die Stoppuhr wieder und atmen Sie – nur durch die Nase – ein.

Selbstreflexion

Die folgenden Fragen können Ihnen helfen, sich Ihre Atempraxis genauer anzuschauen:

- Wie viele Sekunden hat es gedauert, bis Sie das Bedürfnis hatten einzuatmen?
- Konnten Sie sich gut auf die Pause nach der Ausatmung einlassen?
- Welches Gefühl hat Ihnen signalisiert, dass Sie einatmen wollen? Ein Schluckimpuls? Eine Bewegung oder Verengung im Hals oder in der Brust? Vielleicht ein Zucken im Bauchraum? Ein sanftes Druckgefühl in den Schläfen oder der Nase? Das Gefühl aufsteigender Wärme? Eine andere Wahrnehmung?
- Ging Ihre erste Einatmung unmittelbar nach der Atempause entspannt durch die Nase? Oder mussten Sie eine deutlich größere Einatmung machen, in die Brust hinein, vielleicht sogar durch den Mund?

Tipps und Hinweise

Ist die Kontrollpause gefährlich? – Nein, die Kontrollpause ist ganz und gar ungefährlich, da sie nur von Ihnen verlangt, so lange in der Atempause zu bleiben, wie es sich angenehm anfühlt. Sollten Sie nicht länger als nur 2 oder 3 Sekunden

den Atem anhalten wollen, bevor es unangenehm wird, dann ist das im Moment Ihre Kontrollpause und Sie gehen darüber beim Messen dieses Wertes auch nicht hinaus. Sie bleiben also immer innerhalb Ihrer Komfortzone, wenn Sie die Kontrollpause ermitteln.

Auf körperliche Signale achten – Je öfter Sie Ihre Kontrollpause messen, desto klarer werden Sie Ihr individuelles Signal wahrnehmen. Wenn Sie kontinuierlich damit arbeiten und *immer auf die gleiche Weise messen,* werden die Werte vergleichbar und damit Veränderungen sichtbar. Achten Sie dabei vor allem auf körperliche Signale, nicht auf Gedanken, die Ihnen vielleicht sagen, einatmen zu müssen. *Das Messen der Kontrollpause hat mit Denken nichts zu tun, es geht hier allein ums Spüren!*

Nicht überziehen – Anfangs kann es vorkommen, dass Sie die Kontrollpause überziehen. Versuchen Sie, so gut es geht, Ihr Ego aus der Messung rauszunehmen. (Leichter gesagt als getan!) Betrachten Sie es eher wie das Messen des Blutdrucks. Sie möchten den *korrekten,* nicht einen gewollten Wert ermitteln. Es geht nicht darum, die Luft unter Aufbietung Ihrer Willenskräfte so lange wie möglich anzuhalten!

Der erste Atemzug nach der Pause – Nach Beendigung der Kontrollpause sollten Sie in der Lage sein, entspannt nur durch die Nase einzuatmen, ohne dabei einen deutlich vergrößerten Atemzug machen zu müssen. So wissen Sie, dass Sie nicht überzogen haben. Die Kontrollpause zu überziehen, ist nicht gefährlich, nur ist es dann eben keine Kontrollpause mehr, sondern eine willentlich verlängerte Atempause.

Nüchtern messen – Messen Sie Ihre Kontrollpause am besten immer vor dem Frühstück. Wenn Sie sie tagsüber messen möchten, dann frühestens 2 Stunden nach dem Essen, sonst wird sie zu niedrig ausfallen. Ohnehin schwankt die Pause über den Tag hinweg. Die morgendliche Kontrollpause, immer unter gleichen Bedingungen gemessen, hat deshalb den größten Aussagewert.

Zur Ruhe kommen vor dem Messen – Nehmen Sie sich mindestens 3, besser 5 Minuten Zeit, um zur Ruhe zu kommen, bevor Sie messen, sonst ist das Ergebnis nicht aussagekräftig. Und vermeiden Sie Bewegungen während der Atempause; auch diese verfälschen das Ergebnis.

Die »magischen 25 Sekunden«

Stellen wir uns einen Asthmatiker vor, der, um seine Kurzatmigkeit zu lindern, auf ein Spray angewiesen ist. Er macht ein Atemtraining in der Hoffnung, seine Symptome dauerhaft zu lindern, das Asthma vielleicht sogar ganz loszuwerden. Bitte ich den Klienten nun, seine Kontrollpause zu messen, wird sie niedrig sein, wahrscheinlich unter 10 Sekunden, vielleicht auch ein wenig höher, also 10 bis 15 Sekunden, je nachdem, wie schwer das Asthma ist, und abhängig auch von seinem allgemeinen körperlichen und emotionalen Zustand im Moment.

Im Atemtraining würde ich meinem Klienten nun Folgendes dazu erklären:

> »Stabilisiert sich durch Ihre Atempraxis die morgendliche Kontrollpause um etwa 25 Sekunden, verschwinden Ihre Symptome. Sie werden kein Spray mehr brauchen. Sie sollten die Atempraxis aber weiter machen, wenigstens einmal am Tag, sonst wird die Kontrollpause wieder sinken. Wenn Sie sie beibehalten, sich gesund ernähren, bewegen und ausreichend schlafen, wird sie sich weiter erhöhen, bis sie sich, meist nach ein paar Monaten, bei etwa 40 Sekunden herum stabilisiert. Dies spiegelt dann eine sehr gute CO_2-Toleranz wider, bei der Sie auch dann nicht mehr mit Rückfällen rechnen müssen, wenn Sie vielleicht mal krank sind.«

Zwischen der Befindlichkeit eines Menschen, dessen Kontrollpause zu Beginn eines Trainings vielleicht um die 5, 7 oder 10 Sekunden lag, und dem Wohlbefinden, das sich auch schon vor Erreichen der »magischen 25 Sekunden« einstellt, liegen meist Welten – dies selbst dann, wenn die gesundheitlichen Probleme auf irreparabel geschädigte Lungen zurückzuführen sind, wie das beispielsweise bei COPD der Fall ist. Dem Namen nach (chronisch-obstruktive Lungenerkrankung) kennen die meisten diese Erkrankung nicht, doch ist sie mit jährlich über sieben Millionen Betroffenen die dritthäufigste Todesursache weltweit! Bei COPD ist Lungengewebe aufgrund von Schmutzeintrag, vor allem durch Rauch, aber zunehmend auch durch Luftverschmutzung, schwer geschädigt.

Vor ein paar Jahren kam Gerhard, ein Universitätsprofessor, zu mir ins Atemtraining. Ihm war wegen schweren Schädigungen durch COPD ein Lungenflügel operativ entfernt worden. Auch der noch verbliebene Flügel war stark angegriffen und er bezeichnete sich selbst als »Todeskandidaten«. Bevor er ins Atemtraining kam, hatte er seine Kontrollpause schon selbstständig auf 25 Sekunden hochtrainiert und lebte inzwischen wieder ein normales Leben. Er hielt sogar Vorlesungen, eine große Herausforderung für den Atem, weil er dabei natürlich viel sprechen muss. Starke körperliche Anstrengungen konnte er zwar nicht mehr unternehmen, doch ansonsten lebte er ohne große Einschränkungen. Und das mit nur einem, zum Teil auch noch »kaputten« Lungenflügel! Wie lässt sich das erklären? Die kurze Antwort: Er atmete sanfter und damit effizienter als zuvor.

Ein Erwachsener benötigt im Ruhezustand etwa 5 Liter Luft pro Minute für einen guten Atemprozess. Dazu genügt es, acht- bis zwölfmal normal ein- und auszuatmen, wobei jeder Atemzug ungefähr ½ Liter Luft ausmacht. Wer mehr atmet als das, verliert zu viel CO_2 und kommt in das beschriebene CO_2-Minus mit all den nachteiligen Folgen, die dies für die Gefäße, die Durchblutung, die Sauerstoffversorgung, das Säure-Basen-Klima, den Mineralstoffhaushalt und so weiter nach sich zieht. Macht man sich bewusst, dass eine gesunde Lunge je nach Größe und Gesundheitszustand mit einem Atemzug bis zu 5 oder 6 Liter aufnehmen kann (also das Zehn- bis Zwölffache dessen, was man im Ruhezustand benötigt) und dass man bei Bedarf auch noch schneller atmen kann, zeigt dies, welche Reserven in den Lungenflügeln stecken. Indem Gerhard seine CO_2-Toleranz nach oben trainierte, wurde sein Atem sanfter, er kam also mit deutlich weniger Luft aus. Selbst das stark reduzierte Volumen seiner Restlunge war nun gut in der Lage, genug Atemluft für die meisten

Alltagshandlungen zu bewegen. Das geringere Volumen sorgte zudem für eine Weitung der Atemweg und Blutgefäße, das heißt, mehr Sauerstoff erreichte alle Zellen. Und: So zu atmen, schonte das noch verbliebene nicht geschädigte Gewebe seiner Lunge – COPD geht nämlich mit überdehnten und »ausgeleierten« Lungenbläschen einher, die funktionsunfähig werden (dem sogenannten »Lungenemphysem«). All diese Faktoren wirkten dem Fortschreiten seiner Erkrankung entgegen.

Auch Sie können lernen, effizienter zu atmen, also aus weniger mehr herauszuholen! Sie nutzen dabei die in Ihre biologische Natur eingebaute Weisheit des Körpers zur Selbstheilung. Was könnte heilsamer wirken als die Intelligenz der Natur selbst, die das Atmen über Jahrmillionen perfektioniert hat? Deshalb konzentrieren sich alle Übungen in diesem Buch darauf, eine natürliche und damit optimale Atmung zu unterstützen oder wiederherzustellen.

Im Folgenden möchte ich nun ein paar einfache Übungen vorstellen, in denen Sie Atempausen gezielt nutzen, um schwierige Situationen zu meistern oder Ihre CO_2-Toleranz zu trainieren.

Notfallübung: Viele kleine Atempausen

In Notfällen, zum Beispiel bei starker Kurzatmigkeit, einem sich ankündigenden Asthmaanfall oder einer Panikattacke, aber auch wenn das Atmen aufgrund einer Erkältungskrankheit oder anderen Belastung gerade erschwert ist, können Sie gezielt Atempausen einsetzen, um die Symptome abzumildern. Wenn Sie auch nur ein einziges Mal erleben, dass Sie einen Panik- oder Asthmaanfall kontrollieren können, werden Sie viel weniger Angst vor dem nächsten Mal haben!
Die Übung ist denkbar einfach. Sie führt zu einer sehr sanften Erhöhung der CO_2-Konzentration, was zur Weitung der Atemwege und Blutgefäße sowie zu einer Beruhigung der Atmung führt. Sobald Sie bemerken, dass ein Asthmaanfall oder eine Panikattacke heraufzieht, probieren Sie, *viele kleine Atempausen* zu machen.

Ausatmen und bis fünf zählen – Setzen Sie sich und verschließen Sie nach einer normalen Ausatmung für etwa 5 Sekunden die Nase mit den Fingern.
Normal atmen – Dann atmen Sie ein und machen zwei bis drei normale Atemzüge ... nicht zu groß, nicht zu klein.
Ausatmen und bis fünf zählen – Nach einer Ausatmung verschließen Sie wieder die Nase, zählen bis fünf und atmen dann ein ... danach wieder zwei oder drei Atemzüge ... wieder ausatmen, kurze Pause ... und so weiter.
5 bis 10 Minuten – Machen Sie diese kurzen Atempausen im Wechsel mit *natürlicher Atmung* 3, 5 oder 10 Minuten lang.

Wenn Sie die Übung während einer Panikattacke als noch zu stark empfinden sollten, versuchen Sie stattdessen, in die Hände zu atmen, wie es im nächsten Kapitel beschrieben ist.

Tipps und Hinweise

Wenn die Übung sich zu intensiv anfühlt – Je nachdem, wie hoch oder niedrig Ihre CO_2-Toleranz ist, kann es sein, dass sich die 5-Sekunden-Atempausen zu lang anfühlen. Passen Sie den Ablauf dann an, zählen Sie zum Beispiel nur bis drei, bevor Sie einatmen. Oder Sie machen zwischen den Atempausen ein, zwei Atemzüge mehr.
Bei einem Asthmaanfall – Sollte der Anfall mithilfe der vielen kleinen Atempausen nicht binnen weniger Minuten abklingen, benutzen Sie wie gewohnt Ihr Spray.
Bei einer Panikattacke – Falls sich die Attacke mit dieser Übung nicht einhegen lässt, versuchen Sie die noch deutlich sanftere *Notfallübung: In die Hände atmen,* die im Kapitel *Weniger atmen* beschrieben wird.
Jederzeit anwendbar – Sie können die vielen kleinen Atempausen auch unabhängig von Notsituationen einsetzen und sie jederzeit als einfache Atemreduktionsübung nutzen, um sachte Ihre CO_2-Toleranz nach oben zu trainieren. Tut sehr gut bei Stress! Das empfehle ich Ihnen vor allem auch dann, wenn die Übungen im nächsten Kapitel sich zu stark anfühlen sollten.

Die Nase frei machen

Auch die folgende Übung nutzt die Wirkung einer dosierten Atempause, insbesondere den Effekt, dass sich die Atemwege öffnen, wenn sich die CO_2-Konzentration im Blut und in anderen Körperflüssigkeiten erhöht. Am schnellsten merkt man das in der Nase. Die Übung führt Sie in einen etwas stärkeren Lufthunger und ist nicht für akute Notfälle gedacht, sondern um vor allem eine verstopfte Nase zu öffnen oder zwischendurch mal wieder Kraft und Klarheit aufzutanken.

Kontraindikation: Machen Sie die Übung nicht, wenn Sie schwanger sind, an Sichelzellenanämie oder an akuten, starken Herzbeschwerden leiden. Generell gilt auch hier wie bei allen Übungen zum bewussten Atmen: *Vermeiden Sie alles, was bei Ihnen starken Stress auslöst.* Ansonsten viel Freude bei dieser gesunden Atempraxis!

Sitzen Sie bequem – Nehmen Sie sich 1 Minute Zeit, um zur Ruhe zu kommen.

Atempause und Bewegung – Nach einer natürlichen Ausatmung verschließen Sie die Nase mit Ihren Fingern und fangen an, achtsam zu nicken: Der Kopf geht vor und zurück in einem für Sie passenden Rhythmus ... Oder Sie wiegen sanft Ihren Oberkörper hin und her ... wie eine Ähre in einem Weizenfeld ...

Lufthunger – Bleiben Sie so lange in dieser Atempause, bis Sie einen deutlichen Lufthunger spüren, den Sie aber noch gut tolerieren können und nach dem Sie noch in der Lage sind, problemlos *nur durch die Nase* einzuatmen ... Gehen Sie sanft an die Grenze ...

Natürlich atmen – Bringen Sie Ihren Atem nach der Einatmung in zwei, drei Atemzügen zur Ruhe und atmen Sie dann ½ bis 1 Minute ganz normal.

Wiederholungen – Wiederholen Sie den Ablauf insgesamt etwa sechsmal, wenn Sie möchten, auch öfter. Ausatmen ... Pause in Bewegung ... natürlich atmen ... und so weiter.

Manchmal genügen schon zwei bis drei solcher Atempausen, um eine deutliche Öffnung der Nase zu bewirken. Ihnen fällt dann sehr wahrscheinlich auch auf, dass Ihre Nase wärmer und angenehm feucht wird. Diese Übung macht zudem wach und klar und kann eine Hilfe sein, wenn Sie müde sind und sich etwas Kraft und Wachheit zurückholen möchten.

Tipps und Hinweise

Niedrige Kontrollpause – Bei einer Kontrollpause von unter 10 Sekunden wird die Übung Ihnen eventuell zu schwer fallen. Sie können sie dennoch mal probieren. Wenn es sich zu anstrengend anfühlt, warten Sie noch damit, bis Ihre Kontrollpause etwas höher geworden ist. Ab 15 Sekunden sollte es eigentlich gut gehen.

Bewegung – Experimentieren Sie intuitiv mit der Bewegung. Es könnte zum Beispiel auch eine sanfte Rotationsbewegung des Oberkörpers sein. Eine zu starke Bewegung wird die Atempause jedoch eher verkürzen. Eine sanfte Bewegung lenkt das Atemzentrum ab und sorgt für eine längere Atempause. (*Zur Erinnerung:* Anders als in dieser Übung machen Sie beim Messen der Kontrollpause bitte keine Bewegung!)

Keine Maximalpause – Halten Sie die Luft nicht an, bis Sie an Ihrer äußersten Grenze sind. Sie sollten nach jeder Atempause in der Lage sein, problemlos durch die Nase einatmen zu können und den Atem in nur wenigen Atemzügen wieder zur Ruhe zu bringen. Es geht nicht um Leistung, sondern um die richtige Dosis, die Ihre Nase ohne Stress öffnet.

Vor allem: Genießen Sie die Kraft, die in dieser Übung steckt, und die entspannte Klarheit, die sie bewirken kann!

Atempausen in Bewegung

Zum Schluss dieses Kapitels will ich Ihnen eine einfache, aber doch starke Übung vorstellen, nämlich das Üben von Atempausen in Bewegung. In Bewegung entsteht sehr viel mehr CO_2 als in Ruhe, und das löst einen entsprechend starken Impuls aus, einatmen zu wollen. Durch Übung lässt sich die Dauer, bis dieser

Moment einsetzt, systematisch verlängern, was nichts weniger signalisiert als eine zunehmende CO_2-Toleranz!

Die Übung ist so einfach durchzuführen, dass auch Kinder sie machen können und in der Regel sogar Spaß damit haben. Wie ich aus meinen Atemtrainings weiß, ist die Wirkung auf die CO_2-Toleranz dabei so gut, dass man allein damit schon Asthma überwinden kann, wenn man es mal auf diese Weise versuchen möchte.

Kontraindikation: Machen Sie die Übung nicht, wenn Sie schwanger sind, an Sichelzellenanämie oder an akuten, starken Herzbeschwerden leiden.

Atempausen im Gehen

Nehmen Sie sich etwa 20 Minuten Zeit für einen Spaziergang – Dabei sollten Sie einen Weg gehen, bei dem Sie einigermaßen ungestört sind.

Atempause und Schritte zählen – Wenn Sie nach 2 bis 3 Minuten Ihren angenehmen Gehrhythmus gefunden haben, atmen Sie aus und verschließen die Nase mit den Fingern. Gehen Sie weiter, während Sie in der Atempause sind, und zählen Sie dabei die Schritte.

Einatmen und Atem zur Ruhe bringen – Sobald der erste Atemimpuls einsetzt – er wird deutlich wahrnehmbar sein, nicht so subtil wie zum Beispiel beim Messen der Kontrollpause –, atmen Sie nur durch die Nase ein und bringen Ihren Atem in wenigen Atemzügen wieder zur Ruhe, während Sie weitergehen.

Gehen ... Pause ... Weitergehen – Gehen Sie 1 oder 1½ Minuten entspannt mit Nasenatmung, dann machen Sie die nächste Pause: ausatmen, Nase verschließen, weitergehen und wieder Schritte zählen. Beim Einatem-Impuls durch die Nase einatmen und den Atem schnell wieder zur Ruhe bringen.

Auf diese Weise können Sie sechs, acht oder zehn Atempausen in einem 20-Minuten-Spaziergang üben.

Noch stärker üben: Die Atempause im Gehen verlängern

Sollte Ihre Morgenkontrollpause sich in Richtung 25 bewegen, können Sie, so Sie wollen, noch stärker trainieren und die Atempausen im Gehen schrittweise verlängern, also bewusst über den Punkt des ersten deutlichen Atemantriebs hinausgehen. Dies ist eine sehr starke Praxis, die fordernd sein kann. Bleiben Sie also besonders achtsam und übertreiben Sie hier nichts!

Kontraindikation: Machen Sie die Übung nicht, wenn Sie schwanger sind, an Sichelzellenanämie oder an akuten, starken Herzbeschwerden leiden.
Der Ablauf ist ziemlich einfach:

Gehen mit Atempausen – Sie beginnen, wie gerade beschrieben, mit einer ersten Pause nach der Ausatmung im Gehen. Halten Sie diese wieder nur bis zum ersten deutlichen Einatem-Impuls. Dann atmen Sie – nur durch die Nase – ein und bringen Ihren Atem in wenigen Atemzügen wieder zur Ruhe, während Sie weitergehen. Machen Sie das zwei- bis dreimal.
Atempause verlängern – Nun verlängern Sie die Atempause um circa 10 bis 15 Prozent. Betrug die letzte Pause bis zum Einsetzen des Atemimpulses zum Beispiel achtzehn Schritte, legen Sie zwei bis drei Schritte drauf, also bis maximal 21. Machen Sie das noch zwei- oder dreimal. Danach können Sie die Atempause wieder ein wenig länger machen …
Nicht übertreiben – Sie sollten im Spüren bleiben und selbst entscheiden, ob und wie weit Sie die Atempause verlängern wollen. Wenn Sie übertreiben – was Sie bitte vermeiden –, ist es möglich, dass Sie in der Atempause Schmerzen in den Beinen spüren. Das muss nicht sein.

Theoretisch kann man Atempausen in nahezu jede Bewegung integrieren, vorzugsweise, wenn sie einen rhythmischen Charakter hat: Gehen, Laufen, Rudern et cetera. Beim Gehen sind Atempausen sehr kontrolliert und vergleichsweise einfach zu praktizieren. *Aber bitte niemals auf dem Fahrrad oder bei anderen sicherheitssensiblen Aktivitäten!* Denken Sie immer daran: Es geht beim bewussten Atmen nicht darum, den Atem zur Stärkung des Egos einzusetzen, es gibt hier nichts zu leisten!

Tipps und Hinweise

Meditativer Morgenspaziergang mit Atempraxis – Am schönsten, finde ich, ist es, diese Übung morgens vor dem Frühstück zu machen, wenn die Luft noch frisch und kühl ist. Man kann einen meditativen Spaziergang daraus machen, in dem sich freies, natürliches Atmen, bewusste Atempausen und entspanntes Gehen zu einer gehaltvollen, gesunden Praxis verbinden.

Einfluss der Temperatur – Wenn Sie die Übung regelmäßig durchführen, wird Ihnen auffallen, dass die Zahl der Schritte, die Sie in der Atempause machen können, nicht nur von Ihrer aktuellen Gesundheit, Befindlichkeit und so weiter abhängt, sondern auch von der Außentemperatur. Bei Kälte muss der Körper mehr Energie erzeugen, um die Körpertemperatur aufrechtzuerhalten. Hierbei fällt mehr CO_2 an; und das merken Sie auch an Ihrer Atempause. Tendenziell ist das ebenso bei Hitze der Fall, da muss der Körper Energie aufwenden, um zu kühlen; doch der Effekt auf die Atempause ist nicht so stark wie bei Kälte.

Innen und außen – Man kann diese Übung auch prima in der Wohnung machen, das führt interessanterweise zu längeren Atempausen als draußen.

Verdauung – Die Übung kann die Verdauung anregen. Es ist ratsam, den Spaziergang so zu planen, dass sich an seinem Ende eine Toilette in Reichweite befindet …

Weniger atmen

Im Kapitel *Atempausen machen* haben wir ausführlich über die wichtige Bedeutung von Kohlendioxid im Atemprozess gesprochen, das als ein Nebenprodukt beim Stoffwechsel anfällt. Zur Erinnerung: Das CO_2 in unserem Körper ausschließlich als einen Gift- oder Abfallstoff zu sehen, ist nicht sehr treffend, vielmehr ist es ein sogar lebenswichtiges Signalmolekül. Wo es vermehrt anfällt, wird auch mehr Sauerstoff angeliefert: Atemwege und Blutgefäße weiten sich und die roten Blutkörperchen geben bereitwillig den vorhandenen Sauerstoff, den sie als ihre wertvolle Fracht mit sich führen, zielgenau an die Zellen ab. Wir nannten das den Bohr-Effekt. Ein gewohnheitsmäßig zu großes Atemvolumen führt jedoch zu einem CO_2-Minus (Hypokapnie). In der Folge verengen sich die Atemwege und die Blutgefäße, die Durchblutung und die Sauerstoffversorgung nehmen ab und das aus dem Gleis geratende Säure-Basen-Gleichgewicht des Blutes führt zu Mineralstoffverlusten.

Leider können wir unsere Atemgewohnheiten nicht auf Knopfdruck verändern, denn sie werden gewissermaßen von unserem Atemzentrum programmiert: Wenn wir chronisch im CO_2-Minus sind, reagiert das Gehirn immer empfindlicher auf dieses Gas und will es schneller und in größeren Mengen abatmen. Der Atemantrieb nimmt zu. Man steckt dann im Zuviel fest und kann nun nicht einfach sagen: »Ab morgen atme ich anders.« Vielmehr wird das CO_2-Minus zur neuen Norm und das Gehirn zwingt uns dazu, eine größere Menge zu atmen.

Doch es gibt einen guten Weg, in nur wenigen Wochen aus diesem Teufelskreis von Überatmung, Symptomen und noch mehr Überatmung herauszukommen: *die bewusste Praxis des »Weniger-Atmens.* Systematisch Atemreduktion zu praktizieren, ist die mit Abstand wirksamste Form, die Kraft des Atems zu nutzen, um mehr Gesundheit und Leistungsfähigkeit im Leben zu erreichen.

Das Atemvolumen nach unten regeln

Ich möchte Ihnen hier drei Übungen vorstellen, die Sie gezielt einsetzen können, um Ihr Atemvolumen dauerhaft nach unten zu regeln. Dabei atmen Sie so, dass Sie einen *gut tolerierbaren* Lufthunger fühlen können. Wenn Sie das immer wieder tun, gewöhnt sich Ihr Gehirn bald daran, eine natürliche Menge CO_2 im System zuzulassen, bevor es das Gefühl »Ich brauche mehr Luft« triggert. Nach und nach wird Ihre Atmung so in allen Lebenslagen, auch während des Schlafs, sanfter und ruhiger, einhergehend mit zunehmendem Wohlbefinden. *Atemreduktion ist die mächtigste Methode, mithilfe des Atems zu mehr Gesundheit zu kommen. Es ist eine wirksame CO_2-Therapie, die Ihr Gehirn neu »einstellt«. Nach einiger Zeit wird es weniger sensibel auf CO_2 reagieren, Ihre Atmung wird ruhiger, die Sauerstoffausbeute größer – und all das bei weniger Anstrengung!*

Die erste Atemreduktionsübung, die ich *Die Wolke* nenne, ist ein guter Einstieg ins bewusst reduzierte Atmen. Etwas stärker ist die Praxis, die ich *½ Zentimeter* nenne. Die dritte Übung, *In die Hände atmen*, ist für Notfälle gedacht, insbesondere für Panikattacken.

Sanfte Atemreduktion: Die Wolke

In dieser Übung arbeiten Sie mit einer Vorstellung, die Ihnen hilft, den Atem gezielt und dosiert weniger werden zu lassen – gerade so viel weniger, dass Sie einen Lufthunger spüren, den Sie gut tolerieren und für ein paar Minuten aufrechterhalten können.
Sollten Sie bereits Lufthunger verspüren, sobald Sie eine einfache Atementspannung machen, wird die Übung sich wahrscheinlich zu stark anfühlen – probieren Sie es einfach mal aus.
Kontraindikation: Machen Sie die Übung nicht, wenn Sie schwanger sind, an Sichelzellenanämie oder an akuten, starken Herzbeschwerden leiden.

Sitzen Sie bequem – Schließen Sie gern die Augen, das unterstützt den Fokus aufs reduzierte Atmen. Kommen Sie einen Moment zur Ruhe.
Nase und Zwerchfell – Nehmen Sie sich etwas Zeit für natürliches, entspanntes Atmen: Sie atmen nur durch die Nase, der Brustraum bewegt sich nicht. Sie entspannen sich in die Ausatmung. Nach 2 bis 3 Minuten beginnen Sie mit der »Wolkenatmung«.
Wolke – Stellen Sie sich eine Wolke vor, die sich synchron mit Ihrer Atmung weitet und schrumpft. Wenn Sie einatmen, wird die Wolke dicker, mit der Ausatmung wird sie wieder kleiner.
Atemreduktion – Lassen Sie die Wolke jetzt nach und nach kleiner werden: Wenn Sie einatmen, wird sie nicht mehr so dick wie zuvor … Dann atmen Sie aus … so entspannt wie möglich … Sie »schrumpfen« die Wolke … Nach einigen Atemzügen werden Sie das Einsetzen von Lufthunger bemerken: Sie würden gern etwas größere Atemzüge machen. Suchen Sie einen Punkt, auf den Sie sich 2 bis 3 Minuten einlassen können: »Ich merke, dass ich weniger Luft bekomme, als ich es gewohnt bin. Ja, ich würde jetzt lieber etwas mehr atmen. Aber ich kann es in

diesem Moment gut tolerieren, ohne dass es mich stresst.« Bleiben Sie 2 bis 3 Minuten dabei.

Natürlich atmen – Nach der Atemreduktion geben Sie den Atem wieder frei und lassen ihn natürlich gehen. Bleiben Sie 1 oder 2 Minuten dabei, dann schließen Sie eine weitere Runde der »Wolkenatmung« an.

Vielleicht möchten Sie sogar drei oder vier Runden machen, das wäre schon ein richtig wirkungsvolles CO_2-Toleranztraining!

Tipps und Hinweise

Das rechte Maß – Es geht hier wieder nicht darum, »gut« zu sein oder etwas zu leisten, sondern einzig und allein darum, dosiert an Ihre individuelle CO_2-Toleranzschwelle zu kommen. Ein erträglicher Lufthunger ist das Signal. Ist er zu stark, ist die Übungsintensität zu hoch. Nehmen Sie gar keinen Lufthunger wahr, entsteht kein Trainingseffekt. Die Wahrheit liegt also, wie meist im Leben, in der Mitte.

Der erste Atemzug danach – Vermeiden Sie nach der Atemreduktionsphase, einen extra großen Atemzug zu machen, womöglich durch den Mund. Sollten Sie dieses Bedürfnis haben, war die Atemreduktion noch zu stark. Sie werden das sehr bald für sich herausgefunden haben.

Atemrhythmus – Wahrscheinlich fällt Ihnen während der Atemreduktionsphase auf, dass Ihre Atmung etwas schneller geht, Sie also mehr Atemzüge machen als beim natürlichen Atmen. Das ist kein Problem, kümmern Sie sich nicht darum! Der Atemrhythmus interessiert Sie nicht, sondern einzig und allein das Gefühl eines gut tolerierbaren Lufthungers. Dieser ist Ihr Fokus – und ein starker dazu!

Stress – Manchmal sagen Übende, es würde sie stressen, Atemreduktion zu machen. Ja, es ist ein kleiner, wohldosierter Stress, wenn man so will. Aber ein heilsamer (oder *hormetischer,* wie man auch sagt), ein Stressreiz also, der Trainingseffekte auslöst. Doch dieser kleine Stressor sollte keine Unruhe auslösen, im Gegenteil: Stimmt die Dosis – nicht zu viel, nicht zu wenig Lufthunger, das entscheidet allein Ihre Wahrnehmung –, tritt immer mehr Entspannung ein, denn CO_2 ist ja ein Relaxans. Nach ein paar Minuten weiten sich die Atemwege und Blutgefäße, es wird warm, ruhig und zentrierend …

Wenn Sie mit dieser Praxis vertraut geworden sind, werden Sie erleben, dass es fokussierend, beruhigend und meditativ ist, so zu atmen, dabei zugleich stärkend.

Wie erzeuge ich Lufthunger?

Die meisten können auf Anhieb Lufthunger erzeugen. Doch kann es sein, dass Ihnen der Zugang nicht sofort gelingen will. Dann hilft Ihnen vielleicht ein Bild, das man auch bei Kindern einsetzen kann, wenn man ihnen erklären will, sanfter zu atmen: die *Mäuschenatmung*. Sie stellen sich einfach vor, Sie würden atmen wie eine kleine Maus. Keine großen, lauten Atemzüge also, sondern ganz klein und leise, sodass eine Katze nicht mitbekommen würde, dass die Maus in der Nähe ist. So einfach. Probieren Sie's aus!

Ich erinnere mich noch gut an eine Atemschülerin, die von häufigen Panikattacken mit starken Erstickungsgefühlen und Todesangst geplagt wurde, in die hinein sie immer wieder nachts aufwachte. Diese Probleme hatten nach einer sechsmonatigen intensiven Praxis begonnen, während derer sie sich – auf Empfehlung ihres Lehrers! – angewöhnt hatte, stark zu atmen, faktisch also zu überatmen. Das ist wohl die schlechteste generelle Atemempfehlung, die man geben kann – und sie bezahlte dafür mit großem Leidensdruck. Sie stand sogar kurz davor, ihren Beruf aufzugeben, da sie sich vor lauter Angst, eine Panikattacke zu bekommen, nicht einmal mehr unter die Leute traute. Sie hatte eine sehr niedrige Kontrollpause, war also viel zu CO_2-sensitiv.

Ich versuchte es im Atemtraining mit allen Erklärungsversuchen, um ihr dabei zu helfen, in eine sanftere Atmung zu kommen, ihr also vor allem die Idee von sanftem Lufthunger klarzumachen. Doch nichts wollte fruchten. Irgendwann sagte ich ihr, was ich bis dato nur einem Kind gesagt haben würde: »Atme wie ein Mäuschen!« Die Botschaft kam an, irgendwie hatte es klick bei ihr gemacht. Die Idee der »Mäuschenatmung« in Verbindung mit der *Notfallübung: In die Hände atmen*, die ich Ihnen in diesem Kapitel auch noch vorstellen werde, veränderte ihr Leben vollständig. Ein halbes Jahr später schrieb sie mir eine E-Mail aus dem Norden: »Ich bin jetzt ganz allein nach Island geflogen und habe keine Panikattacken mehr. Die ›Mäuschenatmung‹ hat mich gerettet!«

Zu atmen wie ein Maus: Das können Eltern auch gut mit Kindern üben, zum Beispiel vor dem Schlafengehen. Es ist besonders hilfreich bei Asthma!

Straffe Atemreduktion: ½ Zentimeter

Die folgende Übung wirkt auf dieselbe Weise wie *Die Wolke,* allerdings löst sie eine deutlich stärkere Atemreduktion mit etwas stärkerem Lufthunger aus. Wenn Ihre Chemorezeptoren im Stammhirn, wo ein unablässiges CO_2-und-pH-Monitoring stattfindet, sehr CO_2-sensitiv sind (was sich immer in einer niedrigen Kontrollpause spiegelt), wird sich die Übung wahrscheinlich zu stark anfühlen.
Kontraindikation: Machen Sie die Übung nicht, wenn Sie schwanger sind, an Sichelzellenanämie oder an akuten, starken Herzbeschwerden leiden.

Sitzen Sie bequem – Kommen Sie einen Moment zur Ruhe. Atmen Sie 2 bis 3 Minuten natürlich. Erlauben Sie, dass der Brustraum still und der Atem vom Zwerchfell getragen wird. Entspannen Sie sich in die Ausatmung.
Der Atemstrom in der Nase – Bringen Sie Ihre Wahrnehmung jetzt zur Nase und nehmen Sie dort das Ein- und Ausströmen des Atems wahr. Sollten Sie das nicht spüren, ist das kein Problem, es genügt, wenn Sie *wissen,* dass der Atem durch die Nase geht.
Den Atem reduzieren – Nun lassen Sie Ihre Einatmung kleiner werden: Atmen Sie so, als würden Sie nur ein kleines Stück in die Nase hinein einatmen ... nur ½ Zentimeter vielleicht ... gerade so weit, dass die Nase mit Luft gefüllt ist, nicht mehr. Nach dieser kleinen Einatmung atmen Sie – so entspannt wie möglich – wieder aus. Kleine Einatmung ... entspannte Ausatmung ... kleine Einatmung ... entspannte Ausatmung ...
Lufthunger – Nur wenige Atemzüge sollten eigentlich genügen, bis Sie ein klares

Gefühl von Lufthunger wahrnehmen. Ist es zu stark, darf die Einatmung wieder etwas größer werden. Experimentieren Sie an der feinen Linie zwischen »gerade noch genug« und »deutlich zu wenig« und bleiben Sie 2 bis 3 Minuten dabei.

Natürlich atmen – Danach lassen Sie den Atem wieder natürlich gehen und spüren 1 Minute nach. Wenn Sie intensiver üben möchten, schließen Sie noch eine zweite und dritte Runde an.

Tipps und Hinweise

Niedrige Kontrollpause – Wenn Ihre Kontrollpause noch unter 15 oder sogar 10 Sekunden am Morgen liegt, ist die Übung sicher zu stark. Es geht darum, einen gut tolerierbaren Lufthunger aufrechterhalten zu können, keinesfalls aber soll es sich quälend oder ängstigend anfühlen. Bei einer Kontrollpause von über 15 Sekunden kann die Übung machbar für Sie sein, aber *spüren* können das nur Sie selbst. Seien Sie nicht überambitioniert!

Übergang von der Atemreduktion zum natürlichen Atmen – Wenn das Maß des Lufthungers richtig ist, haben Sie am Ende einer Atemreduktionsphase zwar das Bedürfnis, größere Atemzüge zu machen, doch vermeiden Sie, zur Kompensation des Gefühls von weniger einen besonders großen ausgleichenden Atemzug zu machen. Das wäre ungefähr so, als würden Sie einen Tag lang Diät machen und am Abend dann zur Selbstbelohnung so richtig am Buffet zuschlagen.

Wenn Sie unsicher sind, ob die Atemreduktion stark genug war, um einen Trainingsreiz auszulösen, aber eben auch nicht zu stark, können Sie das wie folgt überprüfen.

3 Minuten natürlich atmen und Kontrollpause messen – Nehmen Sie sich vor der Übung 3 Minuten Zeit, um zur Ruhe zu kommen, und messen Sie dann Ihre Kontrollpause.

Drei Runden Atemreduktion – Üben Sie drei Runden lang die Atemreduktion im Wechsel mit natürlichem Atmen, also 2 bis 3 Minuten Reduktion, dann 1 Minute natürliches Atmen, dann wieder Atemreduktion und so weiter.

3 Minuten natürlich atmen – Nach der dritten Atemreduktionsphase nehmen Sie sich wieder 3 Minuten Zeit für das natürliche und entspannte Atmen und

messen abschließend ein zweites Mal Ihre Kontrollpause: Sie sollte nun etwas länger sein als die Kontrollpause am Anfang. 10 bis 20 Prozent länger sind ein guter Wert.
Sollten Sie diesen Effekt nach mehrmaligem Ausprobieren nicht erzielen können, haben Sie die Atmung entweder zu stark reduziert und damit zu viel Stress erzeugt oder, umgekehrt, zu wenig und dabei keinen Trainingseffekt ausgelöst.

Der beschriebene Übungsablauf – das *Atemprotokoll*, wie wir auch sagen – ist mehr als nur eine Überprüfung des richtigen Maßes von Atemreduktion. Es ist ein komplettes und in sich schlüssiges Format zum systematischen CO_2-Toleranztraining, das Atemreduktion und natürliches Atmen im Wechsel sowie das Messen der Kontrollpause einbezieht. Im *Vier-Wochen-Programm für Ihre Gesundheit* finden Sie weitere vollständige Atemprotokolle, um sie gezielt für Ihr persönliches Atemtraining zu nutzen.

Ich habe bereits darauf hingewiesen, möchte es an dieser Stelle aber bewusst wiederholen: Machen Sie kein »Leistungsding« aus dieser Praxis. Die Kontrollpause ist nicht nur ein Spiegel Ihrer CO_2-Sensitivität, sondern auch »egosensibel«. Wir hätten es zu gern, dass sie länger ist beziehungsweise wird. Doch wenn Sie überziehen, bekommen Sie nicht die Kontrollpause gezeigt, sondern schlicht eine willentlich verlängerte Atempause. Das ist nicht gefährlich – Atempausen zu trainieren ist ja an sich eine gesunde Sache –, aber eben auch nicht die Kontrollpause. Ähnliches gilt für die Atemreduktion. Übertreiben Sie hier nichts, sonst werden Sie die Praxis bald wieder aufgeben, weil es sich einfach zu schwierig anfühlt. *Das eigene Maß zu finden, ist ein ganz wesentlicher Teil der Atempraxis und eine stetige Einladung, in sich hineinzuspüren.*

Eine besonders einfache Art und Weise, weniger zu atmen, wenn es gerade besonders schwierig ist, zum Beispiel während einer Panikattacke, stelle ich Ihnen mit der nächsten Übung vor.

Notfallübung: In die Hände atmen

Mit der *Notfallübung: Viele kleine Atempausen* (siehe oben) haben Sie bereits eine Übung kennengelernt, die Ihnen in Notsituationen helfen kann, insbesondere bei Kurzatmigkeit und einem sich ankündigenden Asthmaanfall. Auch bei einer einsetzenden Panikattacke ist sie hilfreich. Wenn die Panikattacke allerdings stark zupackt und richtig Luftnot dazukommt, ist die Übung wahrscheinlich zu stark, dann können Sie die folgende versuchen. Häufig lindert sie in recht kurzer Zeit die Symptome: das Atmen in die Hände. Hier nutzen wir das Prinzip der sogenannten *Rückatmung.*
Wenn sich eine Panikattacke anbahnt, geschieht dies meist in körperlichen Ruhesituationen, zum Beispiel beim Autofahren, beim Fernsehen oder nachts, wobei man direkt in eine Panikattacke hinein aufwacht.

Sobald eine solche Attacke beginnt – Nehmen Sie **beide Hände vor Mund und Nase,** so als würden Sie eine Schale vors Gesicht halten. Dies führt dazu, dass Sie etwas von Ihrer Ausatmungsluft wieder einatmen. Dazu können Sie sich auch gut mit den Ellbogen auf einem Tisch abstützen. Bleiben Sie ein paar Minuten dabei.

Studien haben gezeigt, dass meist schon mehrere Stunden vor Einsetzen einer Panikattacke die CO_2-Konzentration im Blut sinkt: Sie ist das Problem, das die Attacke mit Luftnot auslöst, denn der sinkende CO_2-Wert erregt das Nervensystem und führt zu einer Verengung der Atemwege.

Meist treten Panikattacken wie gesagt dann auf, wenn der Körper ruhig ist, typischerweise beim Autofahren, beim Fernsehen oder Schlafen: In psychisch fordernden Situationen – Stress im Verkehr, Aufregung beim Fernsehen, Albträumen – entwickeln sich die Stoffwechselbedürfnisse des Körpers und die Atmung stark auseinander: Die Atmung intensiviert sich, während der Körper in Ruhe ist. An einem bestimmten Punkt setzt dann die Panikattacke ein.

Das Atmen in die Hände führt zu einer sehr sanften und allmählichen Erhöhung der CO_2-Konzentration im Blut, ohne stärkeren

Lufthunger auszulösen – das ist wichtig, Sie wollen und können sich ja mitten in einer Panikattacke nicht zusätzlich stressen. Durch diese sanfte Praxis weiten sich die Blutgefäße und Atemwege, das Atmen wird leichter. Wenn Sie nur ein einziges Mal erlebt haben, dass Sie lernen können, Panik zu kontrollieren, wird die Wahrscheinlichkeit einer nächsten Panik bereits geringer sein. Sie sind dieser Situation nicht machtlos ausgeliefert. Keine Angst mehr vor der Angst!

Diese Übung ist eigentlich keine Atemreduktionsübung wie die beiden vorausgehenden. Doch die Wirkung ist dieselbe: Es baut sich mehr CO_2 im Blut auf. Nur eben viel sanfter.

Die Ausschüttung von Stickstoffmonoxid (NO)

Zu summen ist einfach, den meisten macht es Freude – und das Schöne daran: Es ist auch noch gesund! Und zwar deshalb, weil das Summen neben Sauerstoff und CO_2, über die wir in diesem Buch ja viel gesprochen haben, einen dritten Spieler aufs Feld holt: das bereits kurz erwähnte Stickstoffmonoxid (NO). Die beim Summen entstehende Vibration sorgt dafür, dass in Nase und Nebenhöhlen deutlich mehr von diesem heilsamen Molekül gebildet wird, das es wirklich in sich hat.

»Stickstoffmonoxid«, das klingt zwar »giftig« und das ist es in hohen Dosen auch. Doch in geringerer Menge ist dieses Gas nicht nur ungiftig, sondern auch gesund. Mehr noch, unser Körper stellt es sogar selbst her. Spezielle Zellen, sogenannte »NO-Synthasen«, die überall in unseren Gefäßwänden sitzen, schütten nach Bedarf NO aus, woraufhin die Blutgefäße sich weiten, der Blutdruck sinkt, die Durchblutung und Sauerstoffversorgung zunehmen. Doch NO bewirkt noch viel mehr als das: Es verbessert die Kommunikation zwischen den Nervenzellen und spielt eine bedeutende Rolle bei der Eindämmung entzündlicher Prozesse. Sogar für die Tumorbekämpfung ist es wichtig. Und in einer Welt, in der die Belastung durch Krankheitskeime zunehmend zur Herausforderung wird, ist besonders erwähnenswert, dass NO sterilisierend wirkt und Bakterien, Viren und Pilze unschädlich machen kann.

Die Entdeckung der Bedeutung von NO für unsere Gesundheit wurde 1998 mit dem Nobelpreis für Medizin ausgezeichnet und seither wurden Abertausende Studien dazu publiziert, immer mehr Facetten des »Wundermoleküls« werden entdeckt. Leider lässt die Bildung von NO in unserem Körper mit dem Alter stark nach – ein Fünfzigjähriger produziert nur noch 15 Prozent der Menge eines Zwanzigjährigen –, doch man kann ein paar Dinge zum Ausgleich tun.

Zum einen sollten Sie nach Möglichkeit rund um die Uhr die Nase zum Atmen benutzen, denn nirgendwo sonst im Körper wird mehr NO gebildet als dort und in den Nebenhöhlen. Wenn Sie durch die Nase atmen, wird die Atemluft mit NO angereichert und dadurch sterilisiert. Dies weitet die Blutgefäße in Lungen und Herzen, reduziert den Blutdruck und verbessert die Durchblutung. Sie können – zweitens – die mit dem Altern abnehmende Fähigkeit der Blutgefäße, NO herzustellen, etwas ausgleichen, indem Sie Lebensmittel zu sich nehmen, die nitratreich sind, denn daraus kann der Körper NO herstellen. Das sind vor allem grüne Gemüsesorten und Salate. Und, nicht zu vergessen, das »NO-Super-Food« Rote Bete: Sie ist in besonderer Weise geeignet, die NO-Situation zu verbessern. (Rote Bete ist auch konzentriert als Saft erhältlich.)

Die richtige Ernährung kann also Ihre NO-Versorgung verbessern. Aber eben auch das Atmen durch die Nase, weil dort wie gesagt viel NO gebildet wird. Noch mehr wird es, wenn Sie ab und zu summen, das vervielfacht die Menge NO, die der Atemluft zugeführt wird.

Summen geht überall, ob im Auto oder unter der Dusche. Man kann aber auch eine schöne meditative und gesunde Übung daraus machen.

Summen

Sitzen Sie bequem – Kommen Sie einen Moment zur Ruhe und atmen Sie 2 bis 3 Minuten lang bewusst und natürlich.
Einatmen und kurze Pause nach der Einatmung – Dann nehmen Sie einen befriedigenden Atemzug, nicht zu groß, nicht zu klein, und halten den Atem nach der Einatmung einen kurzen Moment an, 1 bis 3 Sekunden genügen schon. Seien Sie so bewusst wie möglich in dieser kurzen Atempause und genießen Sie sie.
Langsam summend ausatmen – Dann atmen Sie aus ... so langsam wie möglich ... und Sie summen dabei ...
Pause nach der Ausatmung und den Atem zurückkommen lassen – Nach der Ausatmung bleiben Sie einen kurzen Moment in der Atemstille. Warten Sie, bis der natürliche Impuls zur Einatmung einsetzt, dann atmen Sie ein. Mit etwas Übung werden Sie bemerken, dass die Einatmung wie mit einem Sprungfedereffekt zurückkommt und sich die richtige Größe des Atemzugs ganz von selbst einstellt, ohne dass Sie sie willentlich oder künstlich vergrößern müssten.
Nachspüren – Machen Sie drei, fünf oder auch ein paar mehr Atemzüge auf diese Weise und spüren Sie dann 1 bis 2 Minuten nach. Genießen Sie die entspannende Wirkung des Summens! Wenn Sie mögen, atmen Sie noch eine zweite oder dritte Runde auf diese Weise.

Tipps und Hinweise

Jederzeit und überall – Summen können Sie wie gesagt überall, auch beim Spazierengehen, in der Badewanne oder während einer Atempraxis wie der beschriebenen. Seien Sie aber *bewusst* dabei, das verbessert die Atmung und erhöht den Genuss.
Mit der Tonhöhe experimentieren – Probieren Sie verschiedene Tonhöhen aus und finden Sie die, die Ihnen am besten passt: Es soll unangestrengt sein und eine angenehme Vibration dabei entstehen, die die NO-Freisetzung stimuliert.
Geben Sie der Atempause Raum – Das bezieht sich vor allem auf die Atempause nach der Ausatmung: Nicht, dass Sie hier eine Pause machen *müssten,* doch Sie sollten erlauben, dass sie *geschieht.* Worauf es hier eigentlich ankommt, ist,

nicht früher einzuatmen als nötig. Sie warten also auf den natürlichen Impuls zur Einatmung. Das schützt Sie davor zu überatmen, denn wie Sie in der Übung sicher bemerkt haben, sind die Atemzüge größer als beim natürlichen Atmen oder der Atementspannung.

Nicht bei sehr niedriger Kontrollpause – Wenn Ihre Kontrollpause niedriger als 15 Sekunden ist, würde ich empfehlen, noch etwas mit dieser Praxis zu warten, bis sich die CO_2-Toleranz verbessert hat, weil die Tendenz, dabei zu überatmen, sonst zu stark ist. Bewegt sie sich in Richtung von 15 bis 20 Sekunden, können Sie das Summen aber gut in Ihr Atemprogramm einbinden, wenn Sie möchten. Viel Freude damit!

Langsamer atmen

Sie haben nun die wichtigsten Werkzeuge in der Hand, um Ihre Gesundheit und Leistungsfähigkeit durch bewusstes Atmen zu unterstützen und zu verbessern:

- das natürliche Atmen, Atementspannungsübungen und Techniken zur Aktivierung des Zwerchfells, um eine funktionale und energieschonende Atembewegung zu entwickeln,
- die Kultivierung der Nasenatmung am Tag und in der Nacht als eine der wichtigsten Voraussetzungen für Ihre Gesundheit überhaupt,
- spezielle Atempausen, um die Nase zu öffnen oder schwierige Atemsituationen zu kontrollieren,
- Summen, um die Ausschüttung des wichtigen Moleküls NO zu triggern,
- gezielte Atemreduktion, um Ihre CO_2-Toleranz zu erhöhen, für ein natürliches Säure-Basen-Gleichgewicht und eine gute Sauerstoffversorgung, und schließlich
- die Kontrollpause, die Ihren Atemfortschritt sichtbar macht.

Wenn Sie diese Techniken *systematisch* einsetzen (das Vier-Wochen-Programm für Ihre Gesundheit gibt Ihnen hierzu die nötigen Hinweise), wird Ihr Atem jederzeit so gehen, wie es der Moment erfordert. Das gilt auch für seinen Rhythmus: Er wird langsamer und sein natürliches Maß finden, ohne dass Sie sich darum kümmern müssten. Kurz, Sie haben alle essenziellen Techniken kennengelernt und könnten jetzt eigentlich direkt in Ihr persönliches Atemtraining einsteigen, ohne noch dieses letzte Kapitel gelesen zu haben.

Vielleicht haben Sie aber Lust, einen weiteren Baustein in Ihr Atemprogramm zu integrieren, um es abzurunden: Dabei nutzen Sie den Atemrhythmus selbst und üben, besonders langsam und rhythmisch zu atmen. Richtig durchgeführt, kann so ein *Slow Breathing* oder *Paced Breathing*, wie man es nennt, zusätzlichen Nutzen für Ihre Gesundheit bringen, vor allem für Ihr emotionales Wohlbefinden.

Aber so einfach die Praxis auch erscheinen mag, ist sie doch ein nicht ganz unerheblicher Eingriff in den Atemprozess mit Auswirkungen auf das Nervensystem. Sie sollten nicht zu früh damit beginnen, vor allem wenn Sie mit Herausforderungen wie Asthma, Kurzatmigkeit, Panikattacken, Long-COVID, COPD oder anderen Lungenthemen zu tun haben. Solange Probleme, die mit der Atem*menge* zu tun haben, nicht befriedigend gelöst sind, ist es noch keine so gute Idee, mit dem Atem*rhythmus* zu arbeiten. Dazu im Folgenden eine kurze Geschichte.

Langsamer heißt noch nicht weniger

Vincent, ein junger Mann aus der Schweiz, kontaktierte mich in der Zeit der Coronakrise, weil er sein Long-COVID-Problem nicht in den Griff bekam. Die mögliche Vielfalt der Long-COVID-Symptome stellt die Medizin ja bis heute vor ein Rätsel: Atemprobleme, Erschöpfung und Kraftlosigkeit bis hin zur Bettlägerigkeit, Konzentrationsschwierigkeiten, nervöse Beschwerden und vieles andere mehr gehören zum Symptomspektrum. Weltweit sind über 400 Millionen Menschen betroffen.

Vincent hatte sich seine Coronainfektion in den USA eingefangen und auch dort in eine Klinik begeben, in der man ihn Atemübungen machen ließ. Neben anstrengenden Praktiken, bei denen er große Atemzüge machen musste, gehörte vor allem auch langsames Atmen zum Programm. Er übte fleißig, doch die Symptome ließen nicht nach. Nachdem er von der Buteyko-Methode gehört hatte – deren zentrale Idee ja das bewusste »Weniger atmen« ist –, schöpfte er neue Hoffnung und meldete sich zum Atemtraining an.

»Bei den Übungen in der Klinik«, berichtete Vincent, »hatte ich immer das Gefühl, viel zu viel zu atmen.« Zu Beginn des Trainings lag seine Kontrollpause unter 10 Sekunden und zeigte damit eine sehr niedrige CO_2-Toleranz an. Seine Atem*menge* war zu groß. Auch die Atem*frequenz* war zu hoch, er machte zu viele Atemzüge in der Minute. Zu viel, zu schnell trotz fleißiger *Slow Breathing*-Praxis: Wie kann das sein?

Stellen Sie sich vor, Sie würden im Ruhezustand gewohnheitsmäßig zwanzig Atemzüge pro Minute machen und dabei eine Menge von 10 Litern ein- und ausatmen. Wenn Sie nun in einer Übung Ihre Atem*frequenz* halbieren, also nur noch zehn Atemzüge pro Minute machen: Welche Auswirkung wird dies auf Ihre Atem*menge* haben? Ganz einfach: keine! Sie werden schlicht jeden Atemzug doppelt so groß machen müssen, sonst würde starker Lufthunger aufkommen. Zur Erinnerung: Die Menge, die Sie atmen müssen, wird nicht bestimmt von der Rhythmik der Atmung, sondern von der Sensibilität Ihres Gehirns gegenüber CO_2. Je empfindlicher es ist, desto höher werden der Atemantrieb und umso größer die Atemmenge sein. Deshalb bedeutet langsamer zu atmen nicht automatisch, auch weniger zu atmen. *Ist die Atemmenge grundsätzlich zu hoch und damit die CO_2-Toleranz zu niedrig, bringt das verlangsamte Atmen also keine schnelle Lösung für Überatmungsprobleme.*

Das heißt konkret für Sie: Bevor Sie mit Übungen beginnen, die Ihre Atmung verlangsamen und rhythmisieren, sollten Sie Ihre

CO_2-Toleranz normalisiert haben. Ist sie im Moment noch niedrig, warten Sie mit den Übungen dieses Kapitels, bis sie sich auf 15, besser noch 20 Sekunden verbessert hat, bevor Sie mit Gewinn langsam genug atmen können, wie es in den beiden Übungen am Ende dieses Kapitels beschrieben ist. Bevor es aber ans Üben geht, will ich erklären, worin eigentlich die Wirkung einer solchen Praxis liegt, denn es ist sinnvoll, zu *verstehen*, was man warum übt!

Atem, Herz und Hirn im Gleichklang

Der Sinn von *Slow Breathing*-Techniken lässt sich am einfachsten verstehen, wenn man das Verhalten des Herzens während der Atmung anschaut: Es wird schneller, wenn Sie einatmen, und langsamer, wenn Sie ausatmen. Je jünger und gesünder Sie sind, desto markanter ist dieser natürliche Effekt, den man etwas sperrig »respiratorische Sinusarrhythmie (RSA)« nennt.

Der Grund liegt in sich verändernden Druckverhältnissen während der Ein- und Ausatmung: Bei der Einatmung weitet sich der Brustraum und der Druck im Inneren nimmt ab, auch in den Blutgefäßen, deshalb sinkt der Blutdruck. Weil Ihr Gehirn um Stabilität bemüht ist, weist es Ihr Herz jetzt an, schneller zu schlagen. Die höhere Herzfrequenz soll dem bei der Einatmung sinkenden Blutdruck entgegenwirken. Also: Sie atmen ein, der Blutdruck sinkt, Ihr Herz schlägt schneller. Bei der Ausatmung geschieht das Gegenteil, der Druck im Brustraum nimmt wieder zu, auch der Blutdruck, und das Hirn sorgt dafür, dass das Herz bremst und langsamer schlägt: Sie atmen aus, der Blutdruck steigt, das Herz wird langsamer.

Die Informationen, die das Gehirn benötigt, um dieses atemsynchrone Auf und Ab des Herzens zu regulieren, bekommt es von Blutdruck-Messstellen, die im Aortenbogen und in den Halsschlagadern sitzen (den sogenannten »Barorezeptoren«). Diese funktionieren umso besser, je empfindlicher sie justiert sind, und desto effizienter kann Ihr Gehirn dann regeln, was zu regeln ist, wenn es um Puls und Blutdruck geht. Die »Drähte« oder Kommunikationskanäle, über die diese Regulation erfolgt, tragen die Namen »Sympathikus« und »Parasympathikus«.

Um ein zwar oft bemühtes, aber doch treffendes Bild zu verwenden: Der Sympathikus ist das Gaspedal, der Parasympathikus die Bremse. (Letzterer wird oft auch nur »Vagusnerv« oder einfach »Vagus« genannt, er macht den größten Teil des Parasympathikus aus.) Für die Praxis des langsamen Atmens heißt das: Sie atmen ein, der Sympathikus gibt Gas, Ihr Herz schlägt schneller. Sie atmen aus, der Vagus bremst, Ihr Herz schlägt langsamer.

Sympathikus und Vagus sind natürlich nicht nur im Blick auf Ihre Herzaktivität wichtig, sondern allgemein für Ihre Fähigkeit, in Aktion zu treten, wenn es drauf ankommt (also Gas zu geben), danach aber auch wieder zu entspannen (zu bremsen). *Das Verhalten des Herzens spiegelt ebendiese Fähigkeit des Nervensystems wider:* Ist es flexibel, arbeitet auch das Nervensystem flexibel, um den vielen Anforderungen des Alltags sinnvoll zu begegnen, ohne dass wir uns dabei aufreiben. Das tun wir nämlich, wenn wir zu viel auf dem Gaspedal stehen und die Bremse dann immer schwächer wird.

Und genau das ist eines *der* gesundheitlichen Probleme unserer Zeit und Kultur. Wir leben in einer schnelllebigen Welt, sind »gefühlt« dauernd verfügbar und stehen auf tausend Baustellen gleichzeitig unter Druck. In der Freizeit gönnen wir uns nicht die Erholung, die wir brauchen, stattdessen verlagern wir den gewohnten Leistungsdruck des Alltags auf die Joggingmeile oder ins Fitnessstudio. Wir nennen das dann »Stress« und erleben dabei Spannung, Unruhe und Unwohlsein. Zu viel auf dem Gaspedal zu stehen, korrumpiert die Regulationsfähigkeit des Nervensystems, vor allem der Bremse: Wir *können* dann nicht mehr »runterfahren«, selbst wenn wir es versuchen. Wir erschöpfen, werden emotional verwundbarer, brennen im schlimmsten Fall sogar aus.

Genau hier kommt das langsame Atmen ins Spiel: Praktiziert man es regelmäßig, trainiert das die Barorezeptoren (die bereits erwähnten Blutdruck-Messstellen). Das Gehirn ist dann zunehmend besser in der Lage, Gaspedal und Bremse, Sympathikus und Vagus, zu regulieren. Am Verhalten des Herzens kann man das dann ablesen: Es beschleunigt gut bei der Einatmung und bremst schnell und kräftig wieder ab bei der Ausatmung. Ein ausgeprägtes Beschleunigen und Verlangsamen des Herzens kennzeichnet ein Nervenkostüm mit guter Flexibilität und Dynamik. Atmung, Herz und Hirn arbeiten harmonisch zusammen. Man spricht dann von *Kohärenz*. Wir könnten auch einfach *Flow* dazu sagen. Genau dahin will das langsame und rhythmisierte Atmen Sie führen, denn ein flexibles und dynamisches Herz ist verbunden mit einer besseren Gesundheit: Je variabler und dynamischer Ihr Herz schlägt, desto länger leben Sie, jedenfalls statistisch betrachtet. Auf alle Fälle stehen die Chancen sehr gut, dass Sie sich wohler fühlen, vor allem emotional, wenn regelmäßiges *Slow Breathing* zu mehr Kohärenz im System führt. Für mich persönlich liegt genau darin der größte Gewinn.

Der Vollständigkeit halber möchte ich noch erwähnen, dass das atemsynchrone Auf und Ab des Herzens, das wir »RSA« nennen, nicht das einzige Phänomen ist, das uns etwas über die Flexibilität des Herzens sagt (auch *Herzratenvariabilität* oder HRV genannt). Vielmehr gibt es eine große Zahl subtiler rhythmischer (und nur mithilfe moderner Technik feststellbarer) Muster, die sich überlagern. Manche erstrecken sich über Minuten oder länger. Erst in der Gesamtschau bilden Sie die Ausprägung der HRV ab. Und auf diese rhythmische Komplexität hat die einfache Technik des *Slow Breathings* eine positive Wirkung: Es wird »weiter, breiter, bunter« – oder eben variabler.

Zusammenfassend: Langsames, rhythmisiertes Atmen stärkt Ihren Organismus darin, sich an die von Moment zu Moment ändernden Anforderungen anzupassen und gesund und leistungsfähig zu bleiben. Dazu braucht es ein funktionierendes Gaspedal ebenso wie eine gute Bremse. Je flexibler Ihr Herz, desto besser ist diese Selbstregulation ausgeprägt. Und damit kommen wir zur Praxis!

Wie langsam soll ich atmen?

Man kann zahllose unterschiedliche Rhythmen oder *Pacings* atmen, indem man das zeitliche Verhältnis von Ein- und Ausatmung künstlich verändert. Bindet man noch gezielte Atempausen ein – kürzer oder länger, nach der Ein- und/oder Ausatmung –, ergeben sich zahllose Möglichkeiten, *Paced Breathings* zu üben. Ich beschränke mich hier bewusst auf zwei erprobte Wege, deren positive Wirkung man auch wissenschaftlich immer wieder bestätigt hat. Sie sind nicht nur relativ einfach zu üben, sondern unterstützen nachweislich die Variabilität des Herzens.

Der größte Gewinn für das Nervensystem tritt dann ein, wenn man die Atmung auf etwa sechs Atemzüge pro Minute verlangsamt, am besten für ein- oder zweimal 5 bis 6, besser noch 10 Minuten am Tag. Würden Sie es ganz genau nehmen wollen, könnten Sie Ihre *individuelle Resonanzfrequenz* bestimmen lassen: den Atemrhythmus, bei dem Ihre HRV am höchsten ist. Diese individuellen Atemfrequenzen liegen in der Regel zwischen vier bis sieben Atemzügen pro Minute.

Um sie zuverlässig zu bestimmen, braucht man jedoch gutes Equipment und das nötige Wissen zum Messen und Auswerten der Daten. Mit sechs Atemzügen pro Minute liegen Sie aber an einem guten Punkt, der bei den meisten erfahrungsgemäß zu einer Steigerung der HRV und einem verbesserten Wohlbefinden führt. Und nun zu den beiden Übungen.

Die vagale Bremse stärken

Da bei der Ausatmung der Vagus aktiv ist, hat eine Atempraxis, deren Betonung auf der Ausatmung liegt, indem diese gezielt verlängert wird, eine entspannende Wirkung: Sie treten sanft auf die Bremse. Es hat sich bewährt, zu diesem Zweck die Ausatmung etwa eineinhalbmal so lang zu machen wie die Einatmung, also in einem Verhältnis von 40 zu 60 Prozent.

Ihre Kontrollpause sollte mindestens 15 Sekunden betragen, besser sogar mehr, sonst wird die Übung wahrscheinlich zu fordernd sein. Besorgen Sie sich einen »Atemtimer«, der Ihnen hilft, den gewählten Atemrhythmus stabil zu halten: Das kann das Ticken einer Uhr sein, ein Metronom oder eine der vielen Atem-Apps, die man für Smartphones bekommt.

Und Ihre vagale Bremse stärken Sie wie folgt:

Sitzen Sie bequem – Schließen Sie die Augen und kommen Sie einen Moment zur Ruhe.

Timer starten – Wenn Sie eine App als Atemvorgabe nutzen, stellen Sie sie so ein, dass die Einatmung 4 Sekunden lang ist, die Ausatmung 6, das macht 10 Sekunden für einen Atemzug beziehungsweise sechs Atemzüge pro Minute. Bei einer tickenden Uhr ist es noch einfacher: Die Einatmung geht über vier Ticks, die Ausatmung über sechs.

Atmen – Atmen Sie 4 Sekunden lang ein, 6 Sekunden aus. Ihre Atmung wird wahrscheinlich größer ausfallen, als dies bei einer Atementspannungsübung mit natürlichem Atemrhythmus der Fall wäre, das ist völlig in Ordnung. Vermeiden Sie jedoch, extra große Atemzüge zu machen. Nicht zu viel, nicht zu wenig ... 4 Sekunden ein ... 6 Sekunden aus.

Lippenbremse – Sollte sich die verlängerte Ausatmung »unentspannt« anfühlen, nutzen Sie die sogenannte Lippenbremse. Dabei atmen Sie mit gespitzten Lippen durch den Mund aus. So können Sie die Ausatmungsdauer kontrollieren und dennoch das Zwerchfell loslassen: eine gute »Anti-Stress-Atmung«.

Atempausen ins Pacing integrieren – Wenn Sie das Bedürfnis verspüren, nach der Ein- oder/und Ausatmung eine kleine Pause zu machen, integrieren Sie diese in den Atemrhythmus.

Bleiben Sie 5, besser 10 Minuten dabei. Das ist schon alles!

Sollte Ihnen der Rhythmus zu schnell vorkommen, nehmen Sie Anpassungen vor: Sie können die Ausatmung noch etwas länger machen, zum Beispiel 4 Sekunden ein- und 7 oder 8 Sekunden ausatmen. Ist Ihnen das 4/6-Pacing dagegen zu langsam, können Sie auch 3/5 Sekunden atmen. Ihre Atemfrequenz sollte jedoch irgendwo im Bereich von mindestens vier bis sieben Atemzügen pro Minute sein.

So einfach die Übung anmutet, ist sie doch eine Manipulation Ihres natürlichen Atemrhythmus. Bis Rhythmus und Atemmenge in ein harmonisches Miteinander kommen, damit es sich unangestrengt anfühlt, kann es etwas dauern. Um anhaltend mehr Wohlbefinden zu erleben, sollten Sie regelmäßig und über längere Zeit üben. Messbare und nachhaltige Effekte auf die Variabilität des Herzens brauchen ihre Zeit, in der Regel mehrere Monate.

Kohärentes Atmen

Die zweite *Slow Breathing*-Technik besteht darin, Ein- und Ausatmung gleich lang zu machen, wieder basierend auf sechs Atemzügen pro Minute:

Ein- und Ausatmung gleich lang – Atmen Sie 5 Sekunden ein, 5 Sekunden aus. Passen Sie bei Bedarf das *Pacing* an, zum Beispiel vier/vier oder sechs/sechs.
Kreisförmig-fließend – Atmen Sie möglichst in einer kreisförmigen Bewegung, sodass Ein- und Ausatmung fließend ineinander übergehen, ohne Atempausen dazwischen.
Zeit – Bleiben Sie 3 bis 5 Minuten oder mit etwas Übung gern länger dabei: 10 Minuten sind schon richtig gut geeignet für nachhaltige Wirkungen. Und wenn Sie Freude bei dieser Praxis haben, können Sie auch *noch* länger üben.

Dieser unnatürliche Atemrhythmus fühlt sich meist etwas anstrengender an, als die Ausatmung zu verlängern. Das ist deshalb so, weil eine verlängerte Ausatmung näher am natürlichen Atemrhythmus ist. Wo die vorausgehende Übung besonders auf den Vagus und damit auf Entspannungsfähigkeit zielt, hat das kohärente Atmen eine eher ausgleichende Wirkung und unterstützt das Nervensystem in seiner Gesamtregulation, also das Wechselspiel von Sympathikus und Parasympathikus.

Sich mit dem kohärenten Atmen wohlzufühlen, dauert in der Regel etwas länger als mit der vorausgehenden Praxis. Sie sollten mit dem kohärenten Atmen erst anfangen, wenn Ihre Kontrollpause sich in Richtung 20 Sekunden entwickelt, um zu vermeiden, dass Ihre Praxis die Tendenz zur Überatmung verstärkt.

Tipps und Hinweise

Zeit – Am besten praktizieren Sie morgens und, wenn Ihre Zeit es zulässt, auch abends. Üben Sie anfangs eher kürzer, 3 bis 5 Minuten pro Sitzung genügen. Wenn Sie Lust auf mehr haben, steigern Sie die Übung nach und nach auf 10 Minuten pro Sitzung oder auch länger.
Morgens oder abends – Ich würde Ihnen empfehlen, das kohärente Atmen eher nicht am Abend zu üben, es kann wirken wie ein Espresso! Die Ausatmung zu verlängern, ist für den Abend besser geeignet. Morgens kohärent zu atmen, kann Ihnen in einen ausgeglichenen Tag helfen.
Unnatürlicher Rhythmus – Rhythmisiertes Atmen, vor allem in der kohärenten Variante, ist kein natürliches Atmen, sondern eine *Trainingsatmung für Ihr Nervensystem.* Wenn es sich unnatürlich anfühlt, ist das also eine normale Wahrnehmung! Aber unangenehm oder zu anstrengend soll es keinesfalls sein.
Kein Lufthunger und kein Überatmen – Es geht beim *Slow Breathing* nicht darum, weniger zu atmen wie bei den Atemreduktionsübungen zur Steigerung der CO_2-Toleranz. Sie sollten also keinen Lufthunger verspüren. Umgekehrt sollten Sie auch keine zu große Menge atmen. Ebendeshalb meine Empfehlung, erst damit zu beginnen, wenn Ihre Kontrollpause 15 bis 20 Sekunden erreicht hat. Lassen Sie sich also ein paar Wochen Zeit, bevor Sie damit anfangen, und normalisieren Sie mithilfe der anderen Übungen zunächst die Bewegung und dann das Volumen Ihrer Atmung, bevor Sie das langsame Atmen in Ihre Praxis integrieren.

Das Vier-Wochen-Atemprogramm für Ihre Gesundheit

Dieses Atemtagebuch ist auf vier Wochen ausgelegt. Das soll aber weder bedeuten, dass Ihre Atemreise dann schon zu Ende wäre, noch meint es, dass Sie im darin vorgeschlagenen Tempo vorangehen müssten, um Erfolg im Sinne von mehr Gesundheit zu haben. Vielmehr können Sie aus jeder einzelnen Atemwoche auch zwei, drei oder mehr machen, bevor Sie den nächsten Schritt gehen. Haben Sie zum Beispiel am Ende der ersten Atemwoche das Gefühl, den bisherigen Praxisablauf noch eine Zeit lang beibehalten zu wollen, dann erlauben Sie sich das, nichts spricht dagegen! Insbesondere auch dann, wenn Sie die Praxis der Folgewoche als zu herausfordernd empfinden sollten. *Nehmen Sie sich also alle Zeit, die Sie brauchen!* Vielleicht mögen Sie sich ja ein paar Seiten des Tagebuchs herauskopieren, dann können Sie länger damit arbeiten.

Der Atem kann trainiert, aber nicht gezwungen werden. Ich spreche gern von einem Dialog, den wir mit dem Atem führen, besonders wenn es um das CO_2-Toleranztraining geht, das bewusste »Weniger atmen«. Dabei *überreden* wir das Atemzentrum, weniger sensibel auf CO_2 zu reagieren, doch *befehlen* können wir das nicht. Klar ist aber auch, dass Ihr Atemfortschritt sich umso schneller entwickeln wird, je konsequenter und intensiver Sie üben. Je größer Ihre Belastungen sind, desto mehr Zeit sollten Sie also einbringen, um mithilfe des bewussten Atmens mehr Gesundheit zu erleben. Etwas Disziplin – ein Wort, das heutzutage eher nicht mehr so gern gehört wird – ist also von Vorteil!

Machen wir es konkret: Leiden Sie zum Beispiel unter starkem Asthma und wollen Sie innerhalb von drei bis sechs Wochen deutliche Verbesserungen erleben – das kann durchaus auch Symptomfreiheit bedeuten –, sollten Sie täglich schon 40 bis 60 Minuten fürs bewusste Atmen einplanen. Üben Sie weniger, wird es länger dauern. Und wenn Sie nur einmal am Tag 5 Minuten bewusst atmen, kann das wohltuend sein und Freude bereiten; Heilungswunder hingegen wird es nicht herbeizaubern.

Ebenso gilt jedoch, dass wir alle unterschiedliche Herausforderungen, Lebensläufe, Tagesroutinen, Ziele und Persönlichkeitsmerkmale haben, in gewisser Hinsicht hat Ihr Atem also auch seine ganz eigene Zeit. Gestalten Sie Ihre Praxis deshalb so, dass Sie gut machbar ist, Ihr Leben bereichert und Freude macht, dann ist es viel leichter, dabeizubleiben. Auf keinen Fall soll Sie ein zusätzlicher Stressor in Ihrem Leben sein. Sie müssen also Raum dafür in Ihrem Alltag haben. Oder ihn schaffen, falls er nicht da ist. Ich bin mir sicher, dass Sie Ihren persönlichen Atemweg finden, und wünsche mir, dass dieses Buch Sie dabei hilfreich begleitet!

Ihr Atemprogramm für die erste Woche

Ihr Atemprogramm für die erste Woche ist sanft: Sie messen täglich die Kontrollpause und widmen sich dem natürlichen Atmen. Denken Sie daran, dass eine gesunde Atmung Sie in allem unterstützt, was Ihnen im Leben wichtig ist. Seien Sie nicht frustriert, wenn es sich nicht von Anfang an rund anfühlt und Sie zum Beispiel kein klares Kontrollpausensignal spüren. Das ist normal, Ihr Signal wird sich mit der Zeit immer deutlicher herausschälen, wie auch alle anderen Übungsaspekte.

Hier Ihr Atemprogramm für Woche 1 im Überblick:

Ermitteln Sie Ihren Symptom-Score (siehe unten) – Die Beurteilung Ihrer Atemgesundheit sollten Sie *wöchentlich* wiederholen, Sie werden im Folgenden jeweils daran erinnert.

Nehmen Sie sich vor, überwiegend durch die Nase zu atmen – Am besten rund um die Uhr, auch bei leichter Anstrengung. Verringern Sie diese, wenn möglich, sobald Sie merken, dass Sie in die Mundatmung gehen wollen. Lassen Sie Ihre Atmung vorgeben, was physisch möglich ist!

Überlegen Sie, den Mund vor dem Schlafengehen zu tapen, und experimentieren Sie mit Ihrer Liegeposition – Tapen Sie mit einem hautfreundlichen Klebeband oder vorkonfektionierten Produkt. Wenn Sie die Idee unangenehm finden, kleben Sie nur mit einem kleinen Stückchen oder probieren es tagsüber mal aus. Leicht erhöhtes und seitliches oder halb seitliches Liegen unterstützt eine sanftere Atmung. Bei extremen Formen von Schlafapnoe oder Schnarchen kann es hilfreich sein, sogar in einer »halben Sitzposition« zu schlafen.

Ihre tägliche Atempraxis

Machen Sie Ihre erste Atempraxis noch *vor* dem Frühstück. Üben Sie *idealerweise* dreimal am Tag (nüchtern beziehungsweise frühestens 2 Stunden nach dem Essen) das folgende 10-minütige Format. Stressen Sie sich nicht, wenn Sie diese Zeit nicht finden sollten, dann üben Sie nur zwei- oder auch nur einmal am Tag. Und natürlich können Sie die Übung auch verlängern, wenn Sie möchten!

Ihr Standard-Atemprotokoll für die erste Woche (ca. 10 min)

- *Natürlich atmen* (5 min)
- *Die Kontrollpause*
- *Natürlich atmen* (5 min)

Legen Sie beim natürlichen Atmen gern Ihre Hände auf Brust und Bauch. Sobald Sie Ihre Atembewegung gut spüren können, legen Sie die Hände bequem auf den Schoß oder Ihre Oberschenkel.

Zusätzlich können Sie eine Übung zur Aktivierung des Zwerchfells durchführen (*Der goldene Gurt* oder *Das Zwerchfell-Reset*), das geht zu beliebigen Zeiten, am besten nüchtern beziehungsweise frühestens 2 Stunden nach dem Essen. Die Übung *Der goldene Gurt* lässt sich auch gut in den beschriebenen Übungsablauf integrieren.

Erweitertes Atemprotokoll (ca. 15 min)

- *Natürlich atmen* (5 min)
- *Die Kontrollpause*
- *Der goldene Gurt* (2–3 Runden)
- *Natürlich atmen* (5 min)

Ergänzende Übungen

Wann immer Sie Zeit und Lust haben, tun diese einfachen Praktiken gut:

- *Summen*
- *Spazierengehen nur mit Nasenatmung*
- *Die Nase frei machen*

Notfallübungen

Die Notfallübungen können Sie ebenfalls jederzeit ein paar Minuten machen, auch dann, wenn es kein Problem rund ums Atmen gibt, sie sind wohltuend:

- *Viele kleine Atempausen*: für aufkommende Asthmaanfälle. Wenn das nach wenigen Minuten nicht hilft, nehmen Sie wie gewohnt Ihr Spray.
- *In die Hände atmen*: um eine Panikattacke zu kontrollieren oder zwischendurch einfach mal zu entspannen.

Ihr Symptom-Score – Woche 1

Weisen Sie bitte jedem der abgefragten Symptome je nach Häufigkeit seines Auftretens eine Zahl zwischen 0 und 3 zu:

0 = nie, 1 = manchmal, 2 = häufig, 3 = meistens oder dauernd

Am Schluss addieren Sie die Zahlen und bestimmen Ihren *Symptom-Score* für diese Woche.

Atmung

Ist Ihre Atmung angestrengt oder beschleunigt?	○
Ist Ihre Atmung unregelmäßig? Haben Sie viele Atemaussetzer im Alltag?	○
Fühlen Sie sich in Ruhe oder beim Sprechen kurzatmig?	○
Kommen Sie bei körperlichen Aktivitäten schnell außer Atem?	○
Erleben Sie es als unbefriedigend, einen großen Atemzug zu tun?	○
Fühlt sich Ihr Mund, vor allem morgens, trocken an?	○
Wie oft haben Sie Hustenreiz oder müssen sich räuspern?	○
Wie häufig gähnen Sie?	○
Wie oft müssen Sie seufzen?	○
Leiden Sie unter verstopfter oder laufender Nase?	○
Haben Sie das Gefühl, nicht befriedigend Luft zu bekommen?	○

Herz-Kreislauf-System

Haben Sie Druck und/oder Schmerzen in der Brust?	○
Haben Sie Herzklopfen, -rasen oder einen unregelmäßigen Herzschlag?	○
Haben Sie hohen Blutdruck?	○
Sind Ihre Hände oder Füße kalt?	○

Verdauung

Leiden Sie unter Übelkeit, Blähungen, Durchfall oder Verstopfung?	o
Ist Ihr Mund häufig trocken, haben Sie Schwierigkeiten beim Schlucken?	o
Haben Sie Sodbrennen, Flatulenzen, müssen Sie aufstoßen?	o

Nervensystem

Haben Sie mit Schwindel- oder Schwächegefühlen zu tun?	o
Leiden Sie unter Taubheitsgefühlen oder Kribbeln?	o
Haben Sie heiße oder kalte Schauer?	o
Ist Ihre Muskulatur angespannt? Haben Sie Schmerzen, Krämpfe?	o
Müssen Sie zittern? Haben Sie das Gefühl von Muskelschwäche?	o
Haben Sie Kopfschmerzen?	o
Sind Sie schnell überreizt oder verstärkt schmerzsensibel?	o

Emotionen

Leiden Sie unter Unruhe, Nervosität, Aufregung, Anspannung, Angst?	o
Haben Sie Probleme, sich zu konzentrieren oder sich an Dinge zu erinnern?	o
Fühlen Sie sich benommen *(Brain Fog)* oder haben Sie das Gefühl, »neben sich zu stehen«?	o
Leiden Sie unter Panikattacken?	o

Ihr *Symptom-Score* für die erste Woche:

Atemtagebuch – Woche 1

Tag 1

Datum:		
Meine erste Kontrollpause morgens:		Uhr
Was ist mein Kontrollpausensignal? (zum Beispiel ein Gefühl in Kopf, Nase, Hals, Brustraum, im Bauchraum oder auch etwas anderes, Subtileres. Ist das Signal eindeutig oder noch schwer zu greifen?)		
Taping während der Nacht?	Ja ○	Nein ○
Liegeposition in der Nacht verändert?	Ja ○	Nein ○
Wie wirken diese Veränderungen (Taping, Liegeposition) sich auf meinen Schlaf aus?		
Wie ist mein allgemeines Befinden? (zum Beispiel Schlafqualität, Wachheit, Energie, Appetit, Stimmung, belastende Symptome)		

Welche Atemübungen habe ich gemacht?
(einschließlich Spaziergängen mit Nasenatmung und Atempausen)

Morgens:

Tagsüber:

Abends:

Was fällt mir beim Üben auf?
(Leicht oder schwierig?
Entspannend oder stressend?
Empfindungen? Fragen?
Probleme?)

Was ich sonst noch
festhalten möchte:

Tag 2

Datum:		
Meine erste Kontrollpause morgens:		Uhr
Was ist mein Kontroll-pausensignal? (zum Beispiel ein Gefühl in Kopf, Nase, Hals, Brustraum, im Bauchraum oder auch etwas anderes, Subtileres. Ist das Signal eindeutig oder noch schwer zu greifen?)		
Taping während der Nacht?	Ja ○	Nein ○
Liegeposition in der Nacht verändert?	Ja ○	Nein ○
Wie wirken diese Verän-derungen (Taping, Liege-position) sich auf meinen Schlaf aus?		
Wie ist mein allgemeines Befinden? (zum Beispiel Schlafqualität, Wachheit, Energie, Appetit, Stimmung, belastende Symptome)		

Welche Atemübungen habe ich gemacht?
(einschließlich Spaziergängen mit Nasenatmung und Atempausen)

Morgens:

Tagsüber:

Abends:

Was fällt mir beim Üben auf?
(Leicht oder schwierig?
Entspannend oder stressend?
Empfindungen? Fragen?
Probleme?)

Was ich sonst noch
festhalten möchte:

Tag 3

Datum:		
Meine erste Kontrollpause morgens:		Uhr
Was ist mein Kontrollpausensignal? (zum Beispiel ein Gefühl in Kopf, Nase, Hals, Brustraum, im Bauchraum oder auch etwas anderes, Subtileres. Ist das Signal eindeutig oder noch schwer zu greifen?)		
Taping während der Nacht?	Ja ○	Nein ○
Liegeposition in der Nacht verändert?	Ja ○	Nein ○
Wie wirken diese Veränderungen (Taping, Liegeposition) sich auf meinen Schlaf aus?		
Wie ist mein allgemeines Befinden? (zum Beispiel Schlafqualität, Wachheit, Energie, Appetit, Stimmung, belastende Symptome)		

Welche Atemübungen habe ich gemacht?
(einschließlich Spaziergängen mit Nasenatmung und Atempausen)

Morgens:

Tagsüber:

Abends:

Was fällt mir beim Üben auf?
(Leicht oder schwierig?
Entspannend oder stressend?
Empfindungen? Fragen?
Probleme?)

Was ich sonst noch festhalten möchte:

Tag 4

Datum:		
Meine erste Kontrollpause morgens:		Uhr
Was ist mein Kontrollpausensignal? (zum Beispiel ein Gefühl in Kopf, Nase, Hals, Brustraum, im Bauchraum oder auch etwas anderes, Subtileres. Ist das Signal eindeutig oder noch schwer zu greifen?)		
Taping während der Nacht?	Ja ○	Nein ○
Liegeposition in der Nacht verändert?	Ja ○	Nein ○
Wie wirken diese Veränderungen (Taping, Liegeposition) sich auf meinen Schlaf aus?		
Wie ist mein allgemeines Befinden? (zum Beispiel Schlafqualität, Wachheit, Energie, Appetit, Stimmung, belastende Symptome)		

Welche Atemübungen habe ich gemacht?
(einschließlich Spaziergängen mit Nasenatmung und Atempausen)

Morgens:

Tagsüber:

Abends:

Was fällt mir beim Üben auf?
(Leicht oder schwierig?
Entspannend oder stressend?
Empfindungen? Fragen?
Probleme?)

Was ich sonst noch festhalten möchte:

Tag 5

Datum:		
Meine erste Kontrollpause morgens:		Uhr
Was ist mein Kontroll-pausensignal? (zum Beispiel ein Gefühl in Kopf, Nase, Hals, Brustraum, im Bauchraum oder auch etwas anderes, Subtileres. Ist das Signal eindeutig oder noch schwer zu greifen?)		
Taping während der Nacht?	Ja ○	Nein ○
Liegeposition in der Nacht verändert?	Ja ○	Nein ○
Wie wirken diese Veränderungen (Taping, Liegeposition) sich auf meinen Schlaf aus?		
Wie ist mein allgemeines Befinden? (zum Beispiel Schlafqualität, Wachheit, Energie, Appetit, Stimmung, belastende Symptome)		

Welche Atemübungen habe ich gemacht?
(einschließlich Spaziergängen mit Nasenatmung und Atempausen)

Morgens:

Tagsüber:

Abends:

Was fällt mir beim Üben auf?
(Leicht oder schwierig?
Entspannend oder stressend?
Empfindungen? Fragen?
Probleme?)

Was ich sonst noch festhalten möchte:

Tag 6

Datum:		
Meine erste Kontrollpause morgens:		Uhr
Was ist mein Kontrollpausensignal? (zum Beispiel ein Gefühl in Kopf, Nase, Hals, Brustraum, im Bauchraum oder auch etwas anderes, Subtileres. Ist das Signal eindeutig oder noch schwer zu greifen?)		
Taping während der Nacht?	Ja O	Nein O
Liegeposition in der Nacht verändert?	Ja O	Nein O
Wie wirken diese Veränderungen (Taping, Liegeposition) sich auf meinen Schlaf aus?		
Wie ist mein allgemeines Befinden? (zum Beispiel Schlafqualität, Wachheit, Energie, Appetit, Stimmung, belastende Symptome)		

Welche Atemübungen habe ich gemacht?
(einschließlich Spaziergängen mit Nasenatmung und Atempausen)

Morgens:

Tagsüber:

Abends:

Was fällt mir beim Üben auf?
(Leicht oder schwierig?
Entspannend oder stressend?
Empfindungen? Fragen?
Probleme?)

**Was ich sonst noch
festhalten möchte:**

Tag 7

Datum:		
Meine erste Kontrollpause morgens:		Uhr
Was ist mein Kontrollpausensignal? (zum Beispiel ein Gefühl in Kopf, Nase, Hals, Brustraum, im Bauchraum oder auch etwas anderes, Subtileres. Ist das Signal eindeutig oder noch schwer zu greifen?)		
Taping während der Nacht?	Ja ○	Nein ○
Liegeposition in der Nacht verändert?	Ja ○	Nein ○
Wie wirken diese Veränderungen (Taping, Liegeposition) sich auf meinen Schlaf aus?		
Wie ist mein allgemeines Befinden? (zum Beispiel Schlafqualität, Wachheit, Energie, Appetit, Stimmung, belastende Symptome)		

Welche Atemübungen habe ich gemacht?
(einschließlich Spaziergängen mit Nasenatmung und Atempausen)

Morgens:

Tagsüber:

Abends:

Was fällt mir beim Üben auf?
(Leicht oder schwierig?
Entspannend oder stressend?
Empfindungen? Fragen?
Probleme?)

Was ich sonst noch festhalten möchte:

Ihr Atemprogramm für die zweite Woche

Ihre Atempraxis für die erste Woche fokussierte sich auf das natürliche Atmen, das Messen der Kontrollpause und die Stärkung Ihres Zwerchfells. In der zweiten Woche erweitern Sie Ihr Atemprogramm um bewusste Atementspannung, das unterstützt eine natürliche, entspannte Atembewegung. Wenn Ihre morgendliche Kontrollpause über 10 Sekunden liegt, können Sie zudem damit anfangen, bewusst weniger zu atmen, um Ihre CO_2-Toleranz zu trainieren. Sollte sich die Atemreduktion in jeder der angegebenen Variationen zu schwierig anfühlen, bleiben Sie einfach noch ein paar Tage bei der Praxis der letzten Woche.

Ermitteln Sie Ihren Symptom-Score (siehe unten) – Haben sich bereits Symptome verändert? Manche dieser Veränderungen sind subtil, nehmen Sie sich die Zeit, Ihre wöchentliche Beurteilung in Ruhe durchzuführen.

Taping und Liegeposition – Sollten Sie das Taping noch nicht begonnen haben: Überlegen Sie mal, es doch zu versuchen. Ebenso das Experimentieren mit der Liegeposition im Schlaf.

Ihre tägliche Atempraxis

Ihr Standard-Atemprotokoll für die zweite Woche (ca. 15 min)

- *Natürlich atmen*, Die *Vier-Punkt-Entspannung* oder *Der Atemanker* (5 min)
- *Die Kontrollpause*
- *Sanfte Atemreduktion: Die Wolke* (5 min)
  - Wenn zu schwierig: *Viele kleine Atempausen*
  - Wenn auch das zu schwierig ist: *In die Hände atmen*
  - Falls immer noch zu schwierig: Bleiben Sie noch ein paar Tage lang bei der Praxis der ersten Woche und starten Sie dann erneut

mit dem Programm für Woche 2. Setzen Sie sich nicht unter Druck!

- *Natürlich atmen* (5 min)

Zusätzlich: das Zwerchfell aktivieren. Wenn Sie dies direkt mit dem beschriebenen Ablauf verbinden möchten, machen Sie die Zwerchfellübungen entweder nach der Kontrollpause oder am Schluss. Ihr alternatives Protokoll sieht dann wie folgt aus.

Alternatives Atemprotokoll (ca. 20 min)

- *Natürlich atmen, Die Vier-Punkt-Entspannung* oder *Der Atemanker* (5 min)
- *Die Kontrollpause*
- *Der goldene Gurt* (1–3 Runden, danach ein paar normale Atemzüge, bevor es weitergeht)
- *Sanfte Atemreduktion: Die Wolke* (5 min)
  - Wenn zu schwierig: *Viele kleine Atempausen*
  - Wenn auch das zu schwierig ist: *In die Hände atmen*
  - Falls immer noch zu schwierig: Bleiben Sie bei der Praxis für die erste Woche! Setzen Sie sich nicht unter Druck!
- *Natürlich atmen* (5 min)

Ergänzende Übungen

Wann immer Sie Zeit und Lust haben:

- *Summen*
- *Spazierengehen mit Nasenatmung*
- *Die Nase frei machen*

Notfallübungen

Wenn es notwendig ist oder als sanfte Übung zwischendurch:

- *In die Hände atmen*
- *Viele kleine Atempausen*

Ihr Symptom-Score – Woche 2

Weisen Sie bitte jedem der abgefragten Symptome je nach Häufigkeit seines Auftretens eine Zahl zwischen 0 und 3 zu:

0 = nie, 1 = manchmal, 2 = häufig, 3 = meistens oder dauernd

Am Schluss addieren Sie die Zahlen und bestimmen Ihren *Symptom-Score* für diese Woche.

Atmung

Ist Ihre Atmung angestrengt oder beschleunigt?	o
Ist Ihre Atmung unregelmäßig? Haben Sie viele Atemaussetzer im Alltag?	o
Fühlen Sie sich in Ruhe oder beim Sprechen kurzatmig?	o
Kommen Sie bei körperlichen Aktivitäten schnell außer Atem?	o
Erleben Sie es als unbefriedigend, einen großen Atemzug zu tun?	o
Fühlt sich Ihr Mund, vor allem morgens, trocken an?	o
Wie oft haben Sie Hustenreiz oder müssen sich räuspern?	o
Wie häufig gähnen Sie?	o
Wie oft müssen Sie seufzen?	o
Leiden Sie unter verstopfter oder laufender Nase?	o
Haben Sie das Gefühl, nicht befriedigend Luft zu bekommen?	o

Herz-Kreislauf-System

Haben Sie Druck und/oder Schmerzen in der Brust?	o
Haben Sie Herzklopfen, -rasen oder einen unregelmäßigen Herzschlag?	o
Haben Sie hohen Blutdruck?	o
Sind Ihre Hände oder Füße kalt?	o

Verdauung

Leiden Sie unter Übelkeit, Blähungen, Durchfall oder Verstopfung?	○
Ist Ihr Mund häufig trocken, haben Sie Schwierigkeiten beim Schlucken?	○
Haben Sie Sodbrennen, Flatulenzen, müssen Sie aufstoßen?	○

Nervensystem

Haben Sie mit Schwindel- oder Schwächegefühlen zu tun?	○
Leiden Sie unter Taubheitsgefühlen oder Kribbeln?	○
Haben Sie heiße oder kalte Schauer?	○
Ist Ihre Muskulatur angespannt? Haben Sie Schmerzen, Krämpfe?	○
Müssen Sie zittern? Haben Sie das Gefühl von Muskelschwäche?	○
Haben Sie Kopfschmerzen?	○
Sind Sie schnell überreizt oder verstärkt schmerzsensibel?	○

Emotionen

Leiden Sie unter Unruhe, Nervosität, Aufregung, Anspannung, Angst?	○
Haben Sie Probleme, sich zu konzentrieren oder sich an Dinge zu erinnern?	○
Fühlen Sie sich benommen *(Brain Fog)* oder haben Sie das Gefühl, »neben sich zu stehen«?	○
Leiden Sie unter Panikattacken?	○

Ihr *Symptom-Score* für die zweite Woche:

Atemtagebuch – Woche 2

Tag 1

Datum:		
Meine erste Kontrollpause morgens:		Uhr
Was ist mein Kontrollpausensignal? (zum Beispiel ein Gefühl in Kopf, Nase, Hals, Brustraum, im Bauchraum oder auch etwas anderes, Subtileres. Ist das Signal eindeutig oder noch schwer zu greifen?)		
Taping während der Nacht?	Ja ○	Nein ○
Liegeposition in der Nacht verändert?	Ja ○	Nein ○
Wie wirken diese Veränderungen (Taping, Liegeposition) sich auf meinen Schlaf aus?		
Wie ist mein allgemeines Befinden? (zum Beispiel Schlafqualität, Wachheit, Energie, Appetit, Stimmung, belastende Symptome)		

Welche Atemübungen habe ich gemacht?
(einschließlich Spaziergängen mit Nasenatmung und Atempausen)

Morgens:

Tagsüber:

Abends:

Was fällt mir beim Üben auf?
(Leicht oder schwierig?
Entspannend oder stressend?
Empfindungen? Fragen?
Probleme?)

Was ich sonst noch
festhalten möchte:

Tag 2

Datum:		
Meine erste Kontrollpause morgens:		Uhr
Was ist mein Kontrollpausensignal? (zum Beispiel ein Gefühl in Kopf, Nase, Hals, Brustraum, im Bauchraum oder auch etwas anderes, Subtileres. Ist das Signal eindeutig oder noch schwer zu greifen?)		
Taping während der Nacht?	Ja ○	Nein ○
Liegeposition in der Nacht verändert?	Ja ○	Nein ○
Wie wirken diese Veränderungen (Taping, Liegeposition) sich auf meinen Schlaf aus?		
Wie ist mein allgemeines Befinden? (zum Beispiel Schlafqualität, Wachheit, Energie, Appetit, Stimmung, belastende Symptome)		

Welche Atemübungen habe ich gemacht?
(einschließlich Spaziergängen mit Nasenatmung und Atempausen)

Morgens:

Tagsüber:

Abends:

Was fällt mir beim Üben auf?
(Leicht oder schwierig?
Entspannend oder stressend?
Empfindungen? Fragen?
Probleme?)

Was ich sonst noch festhalten möchte:

Tag 3

Datum:		
Meine erste Kontrollpause morgens:		Uhr
Was ist mein Kontrollpausensignal? (zum Beispiel ein Gefühl in Kopf, Nase, Hals, Brustraum, im Bauchraum oder auch etwas anderes, Subtileres. Ist das Signal eindeutig oder noch schwer zu greifen?)		
Taping während der Nacht?	Ja ○	Nein ○
Liegeposition in der Nacht verändert?	Ja ○	Nein ○
Wie wirken diese Veränderungen (Taping, Liegeposition) sich auf meinen Schlaf aus?		
Wie ist mein allgemeines Befinden? (zum Beispiel Schlafqualität, Wachheit, Energie, Appetit, Stimmung, belastende Symptome)		

Welche Atemübungen habe ich gemacht?
(einschließlich Spaziergängen mit Nasenatmung und Atempausen)

Morgens:

Tagsüber:

Abends:

Was fällt mir beim Üben auf?
(Leicht oder schwierig?
Entspannend oder stressend?
Empfindungen? Fragen?
Probleme?)

Was ich sonst noch festhalten möchte:

Tag 4

Datum:		
Meine erste Kontrollpause morgens:		Uhr
Was ist mein Kontrollpausensignal? (zum Beispiel ein Gefühl in Kopf, Nase, Hals, Brustraum, im Bauchraum oder auch etwas anderes, Subtileres. Ist das Signal eindeutig oder noch schwer zu greifen?)		
Taping während der Nacht?	Ja ○	Nein ○
Liegeposition in der Nacht verändert?	Ja ○	Nein ○
Wie wirken diese Veränderungen (Taping, Liegeposition) sich auf meinen Schlaf aus?		
Wie ist mein allgemeines Befinden? (zum Beispiel Schlafqualität, Wachheit, Energie, Appetit, Stimmung, belastende Symptome)		

Welche Atemübungen habe ich gemacht?
(einschließlich Spaziergängen mit Nasenatmung und Atempausen)

Morgens:

Tagsüber:

Abends:

Was fällt mir beim Üben auf?
(Leicht oder schwierig?
Entspannend oder stressend?
Empfindungen? Fragen?
Probleme?)

Was ich sonst noch festhalten möchte:

Tag 5

Datum:		
Meine erste Kontrollpause morgens:		Uhr
Was ist mein Kontroll-pausensignal? (zum Beispiel ein Gefühl in Kopf, Nase, Hals, Brustraum, im Bauchraum oder auch etwas anderes, Subtileres. Ist das Signal eindeutig oder noch schwer zu greifen?)		
Taping während der Nacht?	Ja ○	Nein ○
Liegeposition in der Nacht verändert?	Ja ○	Nein ○
Wie wirken diese Verän-derungen (Taping, Liege-position) sich auf meinen Schlaf aus?		
Wie ist mein allgemeines Befinden? (zum Beispiel Schlafqualität, Wachheit, Energie, Appetit, Stimmung, belastende Symptome)		

Welche Atemübungen habe ich gemacht?
(einschließlich Spaziergängen mit Nasenatmung und Atempausen)

Morgens:

Tagsüber:

Abends:

Was fällt mir beim Üben auf?
(Leicht oder schwierig?
Entspannend oder stressend?
Empfindungen? Fragen?
Probleme?)

Was ich sonst noch festhalten möchte:

Tag 6

Datum:		
Meine erste Kontrollpause morgens:		Uhr
Was ist mein Kontrollpausensignal? (zum Beispiel ein Gefühl in Kopf, Nase, Hals, Brustraum, im Bauchraum oder auch etwas anderes, Subtileres. Ist das Signal eindeutig oder noch schwer zu greifen?)		
Taping während der Nacht?	Ja ○	Nein ○
Liegeposition in der Nacht verändert?	Ja ○	Nein ○
Wie wirken diese Veränderungen (Taping, Liegeposition) sich auf meinen Schlaf aus?		
Wie ist mein allgemeines Befinden? (zum Beispiel Schlafqualität, Wachheit, Energie, Appetit, Stimmung, belastende Symptome)		

Welche Atemübungen habe ich gemacht?
(einschließlich Spaziergängen mit Nasenatmung und Atempausen)

Morgens:

Tagsüber:

Abends:

Was fällt mir beim Üben auf?
(Leicht oder schwierig?
Entspannend oder stressend?
Empfindungen? Fragen?
Probleme?)

Was ich sonst noch festhalten möchte:

Tag 7

Datum:		
Meine erste Kontrollpause morgens:		Uhr
Was ist mein Kontroll-pausensignal? (zum Beispiel ein Gefühl in Kopf, Nase, Hals, Brustraum, im Bauchraum oder auch etwas anderes, Subtileres. Ist das Signal eindeutig oder noch schwer zu greifen?)		
Taping während der Nacht?	Ja ○	Nein ○
Liegeposition in der Nacht verändert?	Ja ○	Nein ○
Wie wirken diese Veränderungen (Taping, Liegeposition) sich auf meinen Schlaf aus?		
Wie ist mein allgemeines Befinden? (zum Beispiel Schlafqualität, Wachheit, Energie, Appetit, Stimmung, belastende Symptome)		

Welche Atemübungen habe ich gemacht?
(einschließlich Spaziergängen mit Nasenatmung und Atempausen)

Morgens:

Tagsüber:

Abends:

Was fällt mir beim Üben auf?
(Leicht oder schwierig?
Entspannend oder stressend?
Empfindungen? Fragen?
Probleme?)

Was ich sonst noch festhalten möchte:

Ihr Atemprogramm für die dritte Woche

Halten Sie einen Moment inne und lassen Sie die Erfahrungen der zweiten Atemwoche Revue passieren: War es gut machbar oder zu anstrengend? Empfanden Sie Stress beim Üben oder beim Messen der Kontrollpause? Wenn Sie das mit Ja beantworten, ist der Moment noch nicht gekommen, um mit dem Programm der dritten Woche zu beginnen. Bleiben Sie besser bei den Übungen für Woche 2, sie werden Ihnen mit der Zeit immer leichter fallen.

Allgemein gilt: Je niedriger Ihre Kontrollpause ist, desto fordernder fühlt sich die Praxis anfangs an. Hier gilt es, achtsam zu justieren, vielleicht gehen Sie auch noch mal zurück zum Programm der ersten Woche – das ist kein Rückschritt, sondern nur eine Anpassung! Es gehört zum Prozess, zu verstehen, wo man beim Atmen steht und ob man eventuell auch zu ambitioniert an die Sache herangegangen ist – das kommt häufig vor!

Wenn Sie jedoch gut mit der bisherigen Praxis klargekommen sind, steigen Sie ein in die dritte Woche Ihres Atemtrainings: Nachdem Sie in der letzten Woche mit dem reduzierten Atmen begonnen haben, können Sie diese Praxis jetzt etwas *straffer weiterführen* und zudem *Spaziergänge mit Atempausen* machen.

Ihre Atemwoche beginnt wieder mit der **Ermittlung Ihres Symptom-Scores** (siehe unten). Sollten Sie das **Taping** noch nicht ausprobiert haben, möchten Sie es vielleicht diese Woche mal versuchen? Fühlen Sie sich aber nicht gedrängt!

Nutzen Sie eventuell eine Schlafüberwachungs-App,[15] um zu überprüfen, ob nachts Atemgeräusche auftreten.

Ihre tägliche Atempraxis

Ihr Standard-Atemprotokoll für die dritte Woche (ca. 15 min)

- *Natürlich atmen, Die Vier-Punkt-Entspannung* oder *Der Atemanker* (5 min)
- *Die Kontrollpause*
- *Straffe Atemreduktion: ½ Zentimeter* (5 min)
  - Wenn zu schwierig: *Sanfte Atemreduktion: Die Wolke*
  - Falls das immer noch zu schwierig ist, bleiben Sie eine Weile bei der Praxis der zweiten Woche: Es eilt nicht!
- *Natürlich atmen* (5 min)

Und hier ein Atemprotokoll mit Zwerchfellaktivierung:

Alternatives Atemprotokoll (ca. 20 min)

- *Natürlich atmen, Die Vier-Punkt-Entspannung* oder *Der Atemanker* (5 min)
- *Die Kontrollpause*
- *Der goldene Gurt* (2–3 Runden, danach ein paar Atemzüge, bevor es weitergeht)
- *Straffe Atemreduktion: ½ Zentimeter* (5 min)
  - Wenn zu schwierig: *Sanfte Atemreduktion: Die Wolke*
  - Falls das immer noch zu schwierig ist, bleiben Sie eine Weile bei der Praxis der zweiten Woche. Es eilt nicht!
- *Natürlich atmen* (5 min)
- Optional: *Das Zwerchfell-Reset*

Hier ein kurzer Ablauf, wenn Sie mal wenig Zeit haben, aber dennoch üben möchten:

Verkürztes Atemprotokoll (ca. 10 min)

- *Natürlich atmen* (3 min)
- *Die Kontrollpause*
- *Sanfte Atemreduktion: Die Wolke* oder *Straffe Atemreduktion: ½ Zentimeter* (5 min)

Der entscheidende Moment beim Trainieren der CO_2-Toleranz als wichtigstem Marker einer funktionalen Atmung ist immer die Zeit, die Sie im *bewussten, dosierten und gut tolerierbaren* Lufthunger verbringen. Deshalb könnten Sie zum Beispiel auch Folgendes üben.

Alternatives Atemprotokoll (ca. 12–15 min)

- *Natürlich atmen*, *Die Vier-Punkt-Entspannung* oder *Der Atemanker* (3 min)
- *Die Kontrollpause*
- *Sanfte Atemreduktion: Die Wolke* oder *Straffe Atemreduktion: ½ Zentimeter* (8–10 min)

Spaziergang mit Atempausen

Spaziergänge mit Atempausen sind gute CO_2-Toleranzübungen. Eine solche planen Sie für einen Spaziergang von etwa 20 Minuten ein. Atempausen im Gehen zu trainieren, ist eine starke Praxis für die Gesundheit und tut vor allem morgens sehr gut.

Ergänzende Übungen

Wann immer Sie Zeit und Lust haben:

- *Summen*
- *Die Nase frei machen*

Notfallübungen

Wenn es notwendig ist oder als sanfte Übung zwischendurch:

- *In die Hände atmen*
- *Viele kleine Atempausen*

Ihr Symptom-Score – Woche 3

Weisen Sie bitte jedem der abgefragten Symptome je nach Häufigkeit seines Auftretens eine Zahl zwischen 0 und 3 zu:

0 = nie, 1 = manchmal, 2 = häufig, 3 = meistens oder dauernd

Am Schluss addieren Sie die Zahlen und bestimmen Ihren *Symptom-Score* für diese Woche.

Atmung

Ist Ihre Atmung angestrengt oder beschleunigt?	o
Ist Ihre Atmung unregelmäßig? Haben Sie viele Atemaussetzer im Alltag?	o
Fühlen Sie sich in Ruhe oder beim Sprechen kurzatmig?	o
Kommen Sie bei körperlichen Aktivitäten schnell außer Atem?	o
Erleben Sie es als unbefriedigend, einen großen Atemzug zu tun?	o
Fühlt sich Ihr Mund, vor allem morgens, trocken an?	o
Wie oft haben Sie Hustenreiz oder müssen sich räuspern?	o
Wie häufig gähnen Sie?	o
Wie oft müssen Sie seufzen?	o
Leiden Sie unter verstopfter oder laufender Nase?	o
Haben Sie das Gefühl, nicht befriedigend Luft zu bekommen?	o

Herz-Kreislauf-System

Haben Sie Druck und/oder Schmerzen in der Brust?	o
Haben Sie Herzklopfen, -rasen oder einen unregelmäßigen Herzschlag?	o
Haben Sie hohen Blutdruck?	o
Sind Ihre Hände oder Füße kalt?	o

Verdauung

Leiden Sie unter Übelkeit, Blähungen, Durchfall oder Verstopfung?	○
Ist Ihr Mund häufig trocken, haben Sie Schwierigkeiten beim Schlucken?	○
Haben Sie Sodbrennen, Flatulenzen, müssen Sie aufstoßen?	○

Nervensystem

Haben Sie mit Schwindel- oder Schwächegefühlen zu tun?	○
Leiden Sie unter Taubheitsgefühlen oder Kribbeln?	○
Haben Sie heiße oder kalte Schauer?	○
Ist Ihre Muskulatur angespannt? Haben Sie Schmerzen, Krämpfe?	○
Müssen Sie zittern? Haben Sie das Gefühl von Muskelschwäche?	○
Haben Sie Kopfschmerzen?	○
Sind Sie schnell überreizt oder verstärkt schmerzsensibel?	○

Emotionen

Leiden Sie unter Unruhe, Nervosität, Aufregung, Anspannung, Angst?	○
Haben Sie Probleme, sich zu konzentrieren oder sich an Dinge zu erinnern?	○
Fühlen Sie sich benommen *(Brain Fog)* oder haben Sie das Gefühl, »neben sich zu stehen«?	○
Leiden Sie unter Panikattacken?	○

Ihr *Symptom-Score* für die dritte Woche:

Atemtagebuch – Woche 3

Tag 1

Datum:		
Meine erste Kontrollpause morgens:		Uhr
Was ist mein Kontrollpausensignal? (zum Beispiel ein Gefühl in Kopf, Nase, Hals, Brustraum, im Bauchraum oder auch etwas anderes, Subtileres. Ist das Signal eindeutig oder noch schwer zu greifen?)		
Taping während der Nacht?	Ja ○	Nein ○
Liegeposition in der Nacht verändert?	Ja ○	Nein ○
Wie wirken diese Veränderungen (Taping, Liegeposition) sich auf meinen Schlaf aus?		
Wie ist mein allgemeines Befinden? (zum Beispiel Schlafqualität, Wachheit, Energie, Appetit, Stimmung, belastende Symptome)		

Welche Atemübungen habe ich gemacht?
(einschließlich Spaziergängen mit Nasenatmung und Atempausen)

Morgens:

Tagsüber:

Abends:

Was fällt mir beim Üben auf?
(Leicht oder schwierig?
Entspannend oder stressend?
Empfindungen? Fragen?
Probleme?)

**Was ich sonst noch
festhalten möchte:**

Tag 2

Datum:		
Meine erste Kontrollpause morgens:		Uhr
Was ist mein Kontroll-pausensignal? (zum Beispiel ein Gefühl in Kopf, Nase, Hals, Brustraum, im Bauchraum oder auch etwas anderes, Subtileres. Ist das Signal eindeutig oder noch schwer zu greifen?)		
Taping während der Nacht?	Ja ○	Nein ○
Liegeposition in der Nacht verändert?	Ja ○	Nein ○
Wie wirken diese Veränderungen (Taping, Liegeposition) sich auf meinen Schlaf aus?		
Wie ist mein allgemeines Befinden? (zum Beispiel Schlafqualität, Wachheit, Energie, Appetit, Stimmung, belastende Symptome)		

Welche Atemübungen habe ich gemacht?
(einschließlich Spaziergängen mit Nasenatmung und Atempausen)

Morgens:

Tagsüber:

Abends:

Was fällt mir beim Üben auf?
(Leicht oder schwierig?
Entspannend oder stressend?
Empfindungen? Fragen?
Probleme?)

Was ich sonst noch festhalten möchte:

Tag 3

Datum:		
Meine erste Kontrollpause morgens:		Uhr
Was ist mein Kontrollpausensignal? (zum Beispiel ein Gefühl in Kopf, Nase, Hals, Brustraum, im Bauchraum oder auch etwas anderes, Subtileres. Ist das Signal eindeutig oder noch schwer zu greifen?)		
Taping während der Nacht?	Ja ○	Nein ○
Liegeposition in der Nacht verändert?	Ja ○	Nein ○
Wie wirken diese Veränderungen (Taping, Liegeposition) sich auf meinen Schlaf aus?		
Wie ist mein allgemeines Befinden? (zum Beispiel Schlafqualität, Wachheit, Energie, Appetit, Stimmung, belastende Symptome)		

Welche Atemübungen habe ich gemacht?
(einschließlich Spaziergängen mit Nasenatmung und Atempausen)

Morgens:

Tagsüber:

Abends:

Was fällt mir beim Üben auf?
(Leicht oder schwierig?
Entspannend oder stressend?
Empfindungen? Fragen?
Probleme?)

Was ich sonst noch festhalten möchte:

Tag 4

Datum:		
Meine erste Kontrollpause morgens:		Uhr
Was ist mein Kontrollpausensignal? (zum Beispiel ein Gefühl in Kopf, Nase, Hals, Brustraum, im Bauchraum oder auch etwas anderes, Subtileres. Ist das Signal eindeutig oder noch schwer zu greifen?)		
Taping während der Nacht?	Ja ○	Nein ○
Liegeposition in der Nacht verändert?	Ja ○	Nein ○
Wie wirken diese Veränderungen (Taping, Liegeposition) sich auf meinen Schlaf aus?		
Wie ist mein allgemeines Befinden? (zum Beispiel Schlafqualität, Wachheit, Energie, Appetit, Stimmung, belastende Symptome)		

Welche Atemübungen habe ich gemacht?
(einschließlich Spaziergängen mit Nasenatmung und Atempausen)

Morgens:

Tagsüber:

Abends:

Was fällt mir beim Üben auf?
(Leicht oder schwierig?
Entspannend oder stressend?
Empfindungen? Fragen?
Probleme?)

Was ich sonst noch festhalten möchte:

Tag 5

Datum:		
Meine erste Kontrollpause morgens:		Uhr
Was ist mein Kontrollpausensignal? (zum Beispiel ein Gefühl in Kopf, Nase, Hals, Brustraum, im Bauchraum oder auch etwas anderes, Subtileres. Ist das Signal eindeutig oder noch schwer zu greifen?)		
Taping während der Nacht?	Ja ○	Nein ○
Liegeposition in der Nacht verändert?	Ja ○	Nein ○
Wie wirken diese Veränderungen (Taping, Liegeposition) sich auf meinen Schlaf aus?		
Wie ist mein allgemeines Befinden? (zum Beispiel Schlafqualität, Wachheit, Energie, Appetit, Stimmung, belastende Symptome)		

Welche Atemübungen habe ich gemacht?
(einschließlich Spaziergängen mit Nasenatmung und Atempausen)

Morgens:

Tagsüber:

Abends:

Was fällt mir beim Üben auf?
(Leicht oder schwierig?
Entspannend oder stressend?
Empfindungen? Fragen?
Probleme?)

**Was ich sonst noch
festhalten möchte:**

Tag 6

Datum:		
Meine erste Kontrollpause morgens:		Uhr
Was ist mein Kontrollpausensignal? (zum Beispiel ein Gefühl in Kopf, Nase, Hals, Brustraum, im Bauchraum oder auch etwas anderes, Subtileres. Ist das Signal eindeutig oder noch schwer zu greifen?)		
Taping während der Nacht?	Ja ○	Nein ○
Liegeposition in der Nacht verändert?	Ja ○	Nein ○
Wie wirken diese Veränderungen (Taping, Liegeposition) sich auf meinen Schlaf aus?		
Wie ist mein allgemeines Befinden? (zum Beispiel Schlafqualität, Wachheit, Energie, Appetit, Stimmung, belastende Symptome)		

Welche Atemübungen habe ich gemacht?
(einschließlich Spaziergängen mit Nasenatmung und Atempausen)

Morgens:

Tagsüber:

Abends:

Was fällt mir beim Üben auf?
(Leicht oder schwierig?
Entspannend oder stressend?
Empfindungen? Fragen?
Probleme?)

Was ich sonst noch festhalten möchte:

Tag 7

Datum:		
Meine erste Kontrollpause morgens:		Uhr
Was ist mein Kontrollpausensignal? (zum Beispiel ein Gefühl in Kopf, Nase, Hals, Brustraum, im Bauchraum oder auch etwas anderes, Subtileres. Ist das Signal eindeutig oder noch schwer zu greifen?)		
Taping während der Nacht?	Ja O	Nein O
Liegeposition in der Nacht verändert?	Ja O	Nein O
Wie wirken diese Veränderungen (Taping, Liegeposition) sich auf meinen Schlaf aus?		
Wie ist mein allgemeines Befinden? (zum Beispiel Schlafqualität, Wachheit, Energie, Appetit, Stimmung, belastende Symptome)		

Welche Atemübungen habe ich gemacht?
(einschließlich Spaziergängen mit Nasenatmung und Atempausen)

Morgens:

Tagsüber:

Abends:

Was fällt mir beim Üben auf?
(Leicht oder schwierig?
Entspannend oder stressend?
Empfindungen? Fragen?
Probleme?)

**Was ich sonst noch
festhalten möchte:**

Ihr Atemprogramm für die vierte Woche

In den letzten Wochen haben Sie alle wichtigen Werkzeuge für das gesunde Atmen in Ihre Praxis eingebunden: natürliches Atmen und Atementspannungsübungen, das Messen der Kontrollpause, die Aktivierung des Zwerchfells und das Training Ihrer CO_2-Toleranz durch die Praxis der Atemreduktion, auch mithilfe von Atempausen im Gehen.

Mit diesen Übungen wird sich – vorausgesetzt, Sie üben regelmäßig – Ihre Kontrollpause in ein paar Wochen kontinuierlich nach oben entwickeln und Sie müssen darüber hinaus keine weiteren Ideen mehr ins Üben einbinden. Sie können also einfach so weitermachen! Der Benefit bewussten Atmens ist nicht umso größer, je mehr verschiedene Methoden Sie anwenden, sondern je konsequenter Sie die erlernten Werkzeuge umsetzen. *In der Regelmäßigkeit liegt das Geheimnis des Fortschritts, nicht im Suchen von immer neuen Praktiken!*

Würden Sie Ihre Atemwerkzeugkiste übervoll packen, machten Sie vielleicht viele Dinge, doch würden Sie dabei nicht in die Tiefe gelangen. Im Zweifel ist hier weniger also mehr. Kurz, im Grunde haben Sie alles im Rucksack, was wichtig ist.

Sie können aber die *Intensität* Ihrer Praxis noch ein Stück weiter erhöhen, wenn Sie wollen. Hier ein Atemprotokoll dazu, in dem sich natürliches Atmen und Atemreduktion mehrfach abwechseln sowie eine abschließende Kontrollpause gemessen wird. (Sie können die Zeiten für die einzelnen Atemphasen Ihren Bedürfnissen anpassen und die Übung etwas länger oder kürzer machen.)

Ihr Standard-Atemprotokoll für die vierte Woche (ca. 15 min)

- *Natürlich atmen*, *Die Vier-Punkt-Entspannung* oder *Der Atemanker* (5 min)
- *Die Kontrollpause*
- *Sanfte Atemreduktion: Die Wolke* oder *Straffe Atemreduktion: ½ Zentimeter* (2 min)
- *Natürlich atmen* (2 min)
- *Sanfte Atemreduktion: Die Wolke* oder *Straffe Atemreduktion: ½ Zentimeter* (2 min)
- *Natürlich atmen* (2 min)
- *Sanfte Atemreduktion: Die Wolke* oder *Straffe Atemreduktion: ½ Zentimeter* (2 min)
- *Natürlich atmen* (2 min)
- *Die Kontrollpause*

Wenn Sie richtig geübt haben, sollte die abschließende Kontrollpause etwas höher liegen als die erste. »Richtig« heißt hier: nicht mit zu starkem, aber auch nicht mit zu wenig Lufthunger. Sollten Sie nach mehrmaligem Üben anhand des Protokolls beobachten, dass die zweite Pause regelmäßig kürzer ist als die erste, nehmen Sie Druck aus der Praxis: Üben Sie dann die Atemreduktion sanfter, also mit weniger Lufthunger.

Ergänzende Übungen

Wann immer Sie Zeit und Lust haben:

- *Spazieren gehen mit Atempausen* oder auch *verlängerten Atempausen* – ein starkes CO_2-Toleranztraining!
- *Summen*
- *Die Nase frei machen*

Notfallübungen

Wenn es notwendig ist oder als sanfte Übung zwischendurch:

- *In die Hände atmen*
- *Viele kleine Atempausen*

Wenn starke Asthmaanfälle oder Panikattacken zu Beginn Ihres täglichen Atemtrainings noch zu Ihrem Symptomspektrum gehört haben, so sollten diese nun eigentlich leichter geworden sein beziehungsweise weniger häufig auftreten. Hat sich hier jedoch gar nichts getan, könnte es durchaus sein, dass Ihre morgendliche Kontrollpause überzogen ist. In diesem Fall müsste Ihnen auch aufgefallen sein, dass die dritte Praxiswoche recht anstrengend für Sie war. Spüren Sie ehrlich in sich hinein, was Ihr Kontrollpausensignal ist. Lesen Sie auch das Kapitel »Atempausen machen« noch einmal und gehen Sie gegebenenfalls einen Schritt in Ihrer Praxis zurück.

Ihr Symptom-Score – Woche 4

Weisen Sie bitte jedem der abgefragten Symptome je nach Häufigkeit seines Auftretens eine Zahl zwischen 0 und 3 zu:

0 = nie, 1 = manchmal, 2 = häufig, 3 = meistens oder dauernd

Am Schluss addieren Sie die Zahlen und bestimmen Ihren *Symptom-Score* für diese Woche.

Atmung

Ist Ihre Atmung angestrengt oder beschleunigt?	○
Ist Ihre Atmung unregelmäßig? Haben Sie viele Atemaussetzer im Alltag?	○
Fühlen Sie sich in Ruhe oder beim Sprechen kurzatmig?	○
Kommen Sie bei körperlichen Aktivitäten schnell außer Atem?	○
Erleben Sie es als unbefriedigend, einen großen Atemzug zu tun?	○
Fühlt sich Ihr Mund, vor allem morgens, trocken an?	○
Wie oft haben Sie Hustenreiz oder müssen sich räuspern?	○
Wie häufig gähnen Sie?	○
Wie oft müssen Sie seufzen?	○
Leiden Sie unter verstopfter oder laufender Nase?	○
Haben Sie das Gefühl, nicht befriedigend Luft zu bekommen?	○

Herz-Kreislauf-System

Haben Sie Druck und/oder Schmerzen in der Brust?	○
Haben Sie Herzklopfen, -rasen oder einen unregelmäßigen Herzschlag?	○
Haben Sie hohen Blutdruck?	○
Sind Ihre Hände oder Füße kalt?	○

Verdauung

Leiden Sie unter Übelkeit, Blähungen, Durchfall oder Verstopfung?	o
Ist Ihr Mund häufig trocken, haben Sie Schwierigkeiten beim Schlucken?	o
Haben Sie Sodbrennen, Flatulenzen, müssen Sie aufstoßen?	o

Nervensystem

Haben Sie mit Schwindel- oder Schwächegefühlen zu tun?	o
Leiden Sie unter Taubheitsgefühlen oder Kribbeln?	o
Haben Sie heiße oder kalte Schauer?	o
Ist Ihre Muskulatur angespannt? Haben Sie Schmerzen, Krämpfe?	o
Müssen Sie zittern? Haben Sie das Gefühl von Muskelschwäche?	o
Haben Sie Kopfschmerzen?	o
Sind Sie schnell überreizt oder verstärkt schmerzsensibel?	o

Emotionen

Leiden Sie unter Unruhe, Nervosität, Aufregung, Anspannung, Angst?	o
Haben Sie Probleme, sich zu konzentrieren oder sich an Dinge zu erinnern?	o
Fühlen Sie sich benommen *(Brain Fog)* oder haben Sie das Gefühl, »neben sich zu stehen«?	o
Leiden Sie unter Panikattacken?	o

Ihr *Symptom-Score* für die vierte Woche:

Atemtagebuch – Woche 4

Tag 1

Datum:		
Meine erste Kontrollpause morgens:		Uhr
Was ist mein Kontrollpausensignal? (zum Beispiel ein Gefühl in Kopf, Nase, Hals, Brustraum, im Bauchraum oder auch etwas anderes, Subtileres. Ist das Signal eindeutig oder noch schwer zu greifen?)		
Taping während der Nacht?	Ja O	Nein O
Liegeposition in der Nacht verändert?	Ja O	Nein O
Wie wirken diese Veränderungen (Taping, Liegeposition) sich auf meinen Schlaf aus?		
Wie ist mein allgemeines Befinden? (zum Beispiel Schlafqualität, Wachheit, Energie, Appetit, Stimmung, belastende Symptome)		

Welche Atemübungen habe ich gemacht?
(einschließlich Spaziergängen mit Nasenatmung und Atempausen)

Morgens:

Tagsüber:

Abends:

Was fällt mir beim Üben auf?
(Leicht oder schwierig?
Entspannend oder stressend?
Empfindungen? Fragen?
Probleme?)

Was ich sonst noch festhalten möchte:

Tag 2

Datum:		
Meine erste Kontrollpause morgens:		Uhr
Was ist mein Kontroil-pausensignal? (zum Beispiel ein Gefühl in Kopf, Nase, Hals, Brustraum, im Bauchraum oder auch etwas anderes, Subtileres. Ist das Signal eindeutig oder noch schwer zu greifen?)		
Taping während der Nacht?	Ja ○	Nein ○
Liegeposition in der Nacht verändert?	Ja ○	Nein ○
Wie wirken diese Veränderungen (Taping, Liegeposition) sich auf meinen Schlaf aus?		
Wie ist mein allgemeines Befinden? (zum Beispiel Schlafqualität, Wachheit, Energie, Appetit, Stimmung, belastende Symptome)		

Welche Atemübungen habe ich gemacht?
(einschließlich Spaziergängen mit Nasenatmung und Atempausen)

Morgens:

Tagsüber:

Abends:

Was fällt mir beim Üben auf?
(Leicht oder schwierig?
Entspannend oder stressend?
Empfindungen? Fragen?
Probleme?)

Was ich sonst noch
festhalten möchte:

Tag 3

Datum:		
Meine erste Kontrollpause morgens:		Uhr
Was ist mein Kontrollpausensignal? (zum Beispiel ein Gefühl in Kopf, Nase, Hals, Brustraum, im Bauchraum oder auch etwas anderes, Subtileres. Ist das Signal eindeutig oder noch schwer zu greifen?)		
Taping während der Nacht?	Ja ○	Nein ○
Liegeposition in der Nacht verändert?	Ja ○	Nein ○
Wie wirken diese Veränderungen (Taping, Liegeposition) sich auf meinen Schlaf aus?		
Wie ist mein allgemeines Befinden? (zum Beispiel Schlafqualität, Wachheit, Energie, Appetit, Stimmung, belastende Symptome)		

Welche Atemübungen habe ich gemacht?
(einschließlich Spaziergängen mit Nasenatmung und Atempausen)

Morgens:

Tagsüber:

Abends:

Was fällt mir beim Üben auf?
(Leicht oder schwierig?
Entspannend oder stressend?
Empfindungen? Fragen?
Probleme?)

Was ich sonst noch festhalten möchte:

Tag 4

Datum:		
Meine erste Kontrollpause morgens:		Uhr
Was ist mein Kontrollpausensignal? (zum Beispiel ein Gefühl in Kopf, Nase, Hals, Brustraum, im Bauchraum oder auch etwas anderes, Subtileres. Ist das Signal eindeutig oder noch schwer zu greifen?)		
Taping während der Nacht?	Ja ○	Nein ○
Liegeposition in der Nacht verändert?	Ja ○	Nein ○
Wie wirken diese Veränderungen (Taping, Liegeposition) sich auf meinen Schlaf aus?		
Wie ist mein allgemeines Befinden? (zum Beispiel Schlafqualität, Wachheit, Energie, Appetit, Stimmung, belastende Symptome)		

Welche Atemübungen habe ich gemacht?
(einschließlich Spaziergängen mit Nasenatmung und Atempausen)

Morgens:

Tagsüber:

Abends:

Was fällt mir beim Üben auf?
(Leicht oder schwierig?
Entspannend oder stressend?
Empfindungen? Fragen?
Probleme?)

Was ich sonst noch festhalten möchte:

Tag 5

Datum:		
Meine erste Kontrollpause morgens:		Uhr
Was ist mein Kontrollpausensignal? (zum Beispiel ein Gefühl in Kopf, Nase, Hals, Brustraum, im Bauchraum oder auch etwas anderes, Subtileres. Ist das Signal eindeutig oder noch schwer zu greifen?)		
Taping während der Nacht?	Ja ○	Nein ○
Liegeposition in der Nacht verändert?	Ja ○	Nein ○
Wie wirken diese Veränderungen (Taping, Liegeposition) sich auf meinen Schlaf aus?		
Wie ist mein allgemeines Befinden? (zum Beispiel Schlafqualität, Wachheit, Energie, Appetit, Stimmung, belastende Symptome)		

Welche Atemübungen habe ich gemacht?
(einschließlich Spaziergängen mit Nasenatmung und Atempausen)

Morgens:

Tagsüber:

Abends:

Was fällt mir beim Üben auf?
(Leicht oder schwierig?
Entspannend oder stressend?
Empfindungen? Fragen?
Probleme?)

Was ich sonst noch festhalten möchte:

Tag 6

Datum:		
Meine erste Kontrollpause morgens:		Uhr
Was ist mein Kontrollpausensignal? (zum Beispiel ein Gefühl in Kopf, Nase, Hals, Brustraum, im Bauchraum oder auch etwas anderes, Subtileres. Ist das Signal eindeutig oder noch schwer zu greifen?)		
Taping während der Nacht?	Ja O	Nein O
Liegeposition in der Nacht verändert?	Ja O	Nein O
Wie wirken diese Veränderungen (Taping, Liegeposition) sich auf meinen Schlaf aus?		
Wie ist mein allgemeines Befinden? (zum Beispiel Schlafqualität, Wachheit, Energie, Appetit, Stimmung, belastende Symptome)		

Welche Atemübungen habe ich gemacht?
(einschließlich Spaziergängen mit Nasenatmung und Atempausen)

Morgens:

Tagsüber:

Abends:

Was fällt mir beim Üben auf?
(Leicht oder schwierig?
Entspannend oder stressend?
Empfindungen? Fragen?
Probleme?)

Was ich sonst noch festhalten möchte:

Tag 7

Datum:		
Meine erste Kontrollpause morgens:		Uhr
Was ist mein Kontrollpausensignal? (zum Beispiel ein Gefühl in Kopf, Nase, Hals, Brustraum, im Bauchraum oder auch etwas anderes, Subtileres. Ist das Signal eindeutig oder noch schwer zu greifen?)		
Taping während der Nacht?	Ja ○	Nein ○
Liegeposition in der Nacht verändert?	Ja ○	Nein ○
Wie wirken diese Veränderungen (Taping, Liegeposition) sich auf meinen Schlaf aus?		
Wie ist mein allgemeines Befinden? (zum Beispiel Schlafqualität, Wachheit, Energie, Appetit, Stimmung, belastende Symptome)		

Welche Atemübungen habe ich gemacht?
(einschließlich Spaziergängen mit Nasenatmung und Atempausen)

Morgens:

Tagsüber:

Abends:

Was fällt mir beim Üben auf?
(Leicht oder schwierig?
Entspannend oder stressend?
Empfindungen? Fragen?
Probleme?)

Was ich sonst noch festhalten möchte:

Und wie geht es nun weiter?

Jetzt, nach ein paar Wochen konsequenten Atemtrainings, füllen Sie bitte noch mal Ihren *Symptom-Score* aus (siehe unten). Wenn Sie konsequent geübt haben und keine unerwarteten Rückschläge (zum Beispiel ein Infekt oder besonders großer Stress) Sie ausgebremst haben, sollten Sie bemerken, dass einige Ihrer atembezogenen Herausforderungen weniger stark oder sogar verschwunden sind.

»Konsequent« zu üben, meint vor allem, *täglich* zu üben. Natürlich macht es auch einen Unterschied, ob Sie es einmal 10 oder dreimal 20 Minuten am Tag tun. In beiden Fällen werden mit der Zeit positive Veränderungen eintreten, doch bei mehr Zeiteinsatz geht es natürlich besser voran.

Ich habe immer wieder Profimusiker in meinen Atemtrainings, oft aus dem Bereich der klassischen Musik. Wer in einem Sinfonieorchester spielt oder Opern singt, ist es gewohnt, jeden Tag zu üben, meist stundenlang. Und Musiker (wie natürlich alle Menschen, die täglich an sich arbeiten, um ein bestimmtes Ziel zu erreichen) kennen den engen Zusammenhang von Trainingseinsatz und Erfolg aus Erfahrung. Und obgleich das Leben in einem solchen Job sehr stressig sein kann, schaffen sie es immer spielend, eine Atempraxis von dreimal 20 Minuten am Tag über Wochen diszipliniert umzusetzen! Es ist eben alles eine Frage der Prioritäten. Entsprechend groß sind dann auch die Erfolge. Das Leben belohnt uns, wenn wir in manchen Dingen ein wenig Disziplin entwickeln.

Sobald Sie durch das bewusste Atmen nach einiger Zeit einen Stand erreicht haben, der Sie zufriedenstellt, genügt es, von da an nur noch einmal am Tag, am besten morgens, eine Praxis zu machen, um dieses Niveau zu halten.

Und zugleich gilt: Es geht viel leichter, wenn man die Sache trotz ehrlichen Bemühens im Rahmen seiner Möglichkeiten nicht zu verbissen angeht – eher wie ein schönes Forschungsprojekt, neugierig und offen: »Ja, ich wünsche mir, dass es besser wird, aber ich fokussiere mich vor allem auf den Prozess und gestalte ihn so, dass es mir Freude macht, selbst dann, wenn es hier und da eine Herausforderung ist.«

Richten Sie Ihren Blick nicht nur auf das Ergebnis, das Sie erreichen wollen, denn im Weg selbst liegt mindestens ebenso viel Wert.

Füllen Sie jetzt noch mal Ihren *Symptom-Score* aus und vergleichen Sie ihn mit Ihrem ersten (siehe Seite 17): Ist der Wert gesunken? Machen Sie dasselbe mit Ihrer Kontrollpause: Hat sie sich über die letzten Wochen nach oben entwickelt? Kontrollpause rauf, *Symptom-Score* runter – so sollte es eigentlich sein.

Ihr Symptom-Score

Atmung

Ist Ihre Atmung angestrengt oder beschleunigt?	o
Ist Ihre Atmung unregelmäßig? Haben Sie viele Atemaussetzer im Alltag?	o
Fühlen Sie sich in Ruhe oder beim Sprechen kurzatmig?	o
Kommen Sie bei körperlichen Aktivitäten schnell außer Atem?	o
Erleben Sie es als unbefriedigend, einen großen Atemzug zu tun?	o
Fühlt sich Ihr Mund, vor allem morgens, trocken an?	o
Wie oft haben Sie Hustenreiz oder müssen sich räuspern?	o
Wie häufig gähnen Sie?	o
Wie oft müssen Sie seufzen?	o
Leiden Sie unter verstopfter oder laufender Nase?	o
Haben Sie das Gefühl, nicht befriedigend Luft zu bekommen?	o

Herz-Kreislauf-System

Haben Sie Druck und/oder Schmerzen in der Brust?	○
Haben Sie Herzklopfen, -rasen oder einen unregelmäßigen Herzschlag?	○
Haben Sie hohen Blutdruck?	○
Sind Ihre Hände oder Füße kalt?	○

Verdauung

Leiden Sie unter Übelkeit, Blähungen, Durchfall oder Verstopfung?	○
Ist Ihr Mund häufig trocken, haben Sie Schwierigkeiten beim Schlucken?	○
Haben Sie Sodbrennen, Flatulenzen, müssen Sie aufstoßen?	○

Nervensystem

Haben Sie mit Schwindel- oder Schwächegefühlen zu tun?	○
Leiden Sie unter Taubheitsgefühlen oder Kribbeln?	○
Haben Sie heiße oder kalte Schauer?	○
Ist Ihre Muskulatur angespannt? Haben Sie Schmerzen, Krämpfe?	○
Müssen Sie zittern? Haben Sie das Gefühl von Muskelschwäche?	○
Haben Sie Kopfschmerzen?	○
Sind Sie schnell überreizt oder verstärkt schmerzsensibel?	○

Emotionen

Leiden Sie unter Unruhe, Nervosität, Aufregung, Anspannung, Angst?	○
Haben Sie Probleme, sich zu konzentrieren oder sich an Dinge zu erinnern?	○
Fühlen Sie sich benommen *(Brain Fog)* oder haben Sie das Gefühl, »neben sich zu stehen«?	○
Leiden Sie unter Panikattacken?	○

Ihr *Symptom-Score* für die erste Woche:

Ihre Atempraxis abrunden

Ihnen ist sicher aufgefallen, dass sich in Ihrem *Vier-Wochen-Atemprogramm* keine Übungen zum langsamen Atmen finden. Das ist deshalb so, weil das Atemprogramm eine funktionale, gesunde Atmung zum Ziel hat. Dazu gehört es erstens, die Atembewegung oder -mechanik zu normalisieren, und zweitens, die CO_2-Toleranz zu verbessern. Mehr ist nicht nötig für einen gesunden Atem im Alltag!

Sollten Sie darüber hinaus jedoch auch langsames, rhythmisiertes Atmen (*Slow* oder *Paced Breathing*) in Ihre Praxis einbinden wollen, um Ihre Herzflexibilität zu stärken, finden Sie im Kapitel *Langsamer atmen* alle Informationen dazu. Wichtig dabei: Ihre Kontrollpause sollte mindestens 15 Sekunden betragen, bevor Sie die Übung *Die vagale Bremse stärken* machen, für das *Kohärente Atmen* sollte sie am besten noch etwas höher sein. Wenn Sie das langsame Atmen mit Ihrer sonstigen Atempraxis verbinden möchten, hängen Sie dieses am besten an das Atemprotokoll Ihrer Wahl an.

Und: Machen Sie bitte kein *Slow Breathing* unmittelbar vor dem Messen der Kontrollpause, dies verfälscht das Ergebnis mit großer Wahrscheinlichkeit. Kontrollpausen werden immer aus einer natürlichen, entspannten Atemsituation heraus gemessen.

Zum Abschluss ein intensiveres und abwechslungsreiches Atemprotokoll, das etwa 25 bis 30 Minuten dauert und Atementspannung, Kontrollpause, Zwerchfelltraining, Atemreduktion sowie Slow Breathing einschließt:

- *Die Vier-Punkt-Entspannung* (5 min)
- *Die Kontrollpause*
- *Der goldene Gurt* (2–3 Runden), danach ein paar normale Atemzüge, bevor Sie weitergehen
- *Sanfte Atemreduktion: Die Wolke* oder *Straffe Atemreduktion: ½ Zentimeter* (5 min)
- *Natürlich atmen* (2 min)
- *Die Kontrollpause*
- *Die vagale Bremse stärken* oder *Kohärentes Atmen* (10 min)

Zum Schluss

Welche Übung Sie auch machen: Denken Sie nicht darüber nach, ob Sie es richtig oder falsch machen!

Halten Sie den Atemprozess so körperlich wie möglich, denn ums Spüren geht es, nicht ums Denken! Fühlen Sie Ihren Körper!

Bewahren Sie sich eine kindliche Neugier und genießen Sie jeden Tag den Prozess, anstatt nur ein Ergebnis im Auge zu haben!

Es gibt nichts zu leisten!

Haben Sie Freude beim bewussten Atmen!

Dank

Damit ein Buch zu Ihnen, liebe Leserin, lieber Leser, kommen kann, braucht es mehr als nur den Autor, der es schreibt. Jenen, die dabei mithalfen, möchte ich an dieser Stelle danken.

Mein erster Dank gilt Andreas Klaus und dem ganzen Team von O.W. Barth dafür, dass sie nach meinem Buch *Atmen heilt, entspannt, zentriert* nun auch dieses Atembuch herausbringen, und das in so schöner Form, darüber freue ich mich sehr!

Ralf Lay danke ich wieder für sein achtsames Lektorat. Als Autor ist es ein gutes Gefühl, zu wissen, dass jemand das Manuskript kritisch durchsieht und, wo nötig, diesem an der einen oder anderen Stelle einen Feinschliff geben kann.

Meiner lieben Frau Nella danke ich für ihre sanftmütige Nachsichtigkeit während der Monate meiner Arbeit an diesem Buch, während deren ich geistig immer wieder abwesend war, weil die Gedanken oft auch dann zum Text abschweifen wollten, wenn eigentlich gerade etwas anderes anstand. Liebe Nella, du bist mein Herz!

Dankbar bin ich zudem den vielen Menschen, die in den letzten Jahren unsere Atemcoachings und Ausbildungen besucht haben: für ihr Interesse, das Teilen ihrer Erfahrungen und die kontinuierliche Bestätigung, dass es in jeder Hinsicht unglaublich wertvoll ist, sich dem gesunden Atmen zu widmen.

Und natürlich danke ich Ihnen dafür, dass Sie dieses Buch in Händen halten und hoffentlich sehr viel Gutes für sich daraus ziehen können!

Ralph Skuban

Anhang

Über den Autor

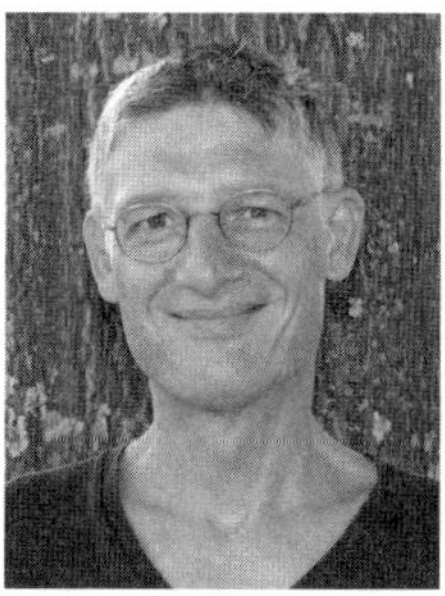

Dr. Ralph Skuban ist promovierter Politikwissenschaftler und war zunächst viele Jahre im sozialen Bereich tätig. Mit seiner Frau Nella gründete er die Skuban-Akademie und leitet Ausbildungen rund um Themen der Atem- und Körperarbeit. Viele seiner Bücher sind Standardwerke. In seinen erfolgreichen Atem-Coachings gibt er sein vielfältiges und praxiserprobtes Wissen zur Atemarbeit an ein internationales Publikum weiter. Ralph Skuban lebt mit seiner Frau im Süden Münchens.

Die Übungen im Überblick

Literaturtipps

Es gibt sehr viele Bücher zum Thema »Atmen«. Je mehr man darüber erfährt, desto klarer wird, welch weites Feld man da betritt. Hier deshalb nur eine bewusst kleine Auswahl von Titeln, die Sie auf Ihrer weiteren Atemreise unterstützen und motivieren können.

McKeown, Patrick: *Erfolgsfaktor Sauerstoff*, Riva, München 2018

Nestor, James: *Breath – Atem*, Piper, München 2021

Novozhilov, Andrey: *Leben ohne Asthma*, Mobiwell, Immenstadt 2018

Skuban, Ralph: *Die Buteyko-Methode*, Crotona, Amerang 2020

Skuban, Ralph: *Atmen heilt, entspannt, zentriert*, O.W. Barth, München 2022

Eine sinnvolle Ergänzung *zu diesem Buch* ist folgendes Hörbuch:

Skuban, Ralph: *Atmen. Übungen zur Heilung und Entspannung*, Argon, Berlin 2022 (CD, auch als Download erhältlich)

In dem Hörbuch leite ich zwar nicht alle, aber doch die meisten der im Buch vorgestellten Übungen an. So können Sie sich einfach durch die Übungen hindurchführen lassen, um schneller ein noch besseres Gefühl dafür zu bekommen.

Anmerkungen

1 Die Namen wurden aus personenschutzrechtlichen Gründen geändert.

2 So drückt es Svatmarama, einer der einflussreichsten Autoren der Yogatradition, im 14. Jahrhundert in seinem Buch *Hatha Yoga Pradipika* aus.

3 Die Weite des Weges, den das Zwerchfell in seiner Bewegung nimmt, nennt man *Zwerchfellamplitude*.

4 Tatsächlich gibt es mit dem sogenannten *Undine-Syndrom* auch eine sehr seltene angeborene Erkrankung des zentralen Nervensystems, bei der dieses autonome Atmen nicht funktioniert und wo Menschen einfach das Atmen aufhören würden, wenn sie nicht, vor allem nachts, künstlich beatmet würden.

5 Gleitsmann, J. W.: »Mundathmung, ihre Ursachen, practische Bedeutung und Behandlung«, Reprinted from: Separat-Abdruck aus der »New-Yorker medizinischen Presse«, U.S. National Library of Medicine, Juni 1886, S. 3 f., https://archive.org/details/101711355.nlm.nih.gov/page/4/mode/2up (abgerufen am 14. Januar 2025).

6 Renner, W. Scott: »Adenoid Vegetations of the Naso-Pharynx«, *Buffalo Medical and Surgeon Journal*, 29(9), 1890, S. 523–534, https://pmc.ncbi.nlm.nih.gov/articles/PMC9456929 (abgerufen am 14. Januar 2025).

7 Man spricht in diesem Zusammenhang auch vom *Long Face Syndrome*: Steht der Mund beim Atmen häufig offen, sinkt die Zunge nämlich nach unten und kann so ihrer wichtigen Aufgabe, den Kiefer im Wachstum breit genug zu halten, nicht mehr richtig nachkommen. Dies führt schließlich zu einem zu schmalen Oberkiefer. In der Folge wird das ganze Gesicht schmäler, es kommt zu Problemen mit den Zähnen, die nicht genügend Raum finden, und die Atemwege werden enger.

8 Lamberg, Steven: *Atmung, Schnarchen und Schlafapnoe*, Quintessenz, Berlin 2024.

9 CPAP steht für *continuous positive airway pressure* (kontinuierlicher Atemwegsüberdruck).

10 Sie finden Tapes verschiedener Hersteller neben dem Fachhandel auch leicht im Internet. Achten Sie bitte auf jeden Fall darauf, dass das Tape hautfreundlich ist. Ich habe beispielsweise gute Erfahrungen mit »3M Micropore« mit 2,5 Zentimetern Breite gemacht. Auch »Fixomull Stretch« funktioniert zum Beispiel sehr gut, da kann man sich die Klebestreifen selbst zuschneiden.

11 Benannt nach dem dänischen Physiologen Christian Bohr (1855–1911), der das Phänomen im Jahr 1905 entdeckte. Er war der Vater des Physik-Nobelpreisträgers (1922) Niels Bohr (1885–1962).

12 Der physiologisch normale pH-Wert liegt zwischen 7,35 und 7,45, also im leicht alkalischen Bereich (neutrales Wasser liegt bei 7,0). Mithilfe der Atmung versucht das Gehirn, diesen Wert so stabil wie möglich zu halten.

13 Das wäre nur dann nicht der Fall, wenn eine schwere pathologische Ursache vorläge, zum Beispiel eine Atemlähmung oder eine Infektion, die den Gasaustausch in der Lunge beeinträchtigt. Auch Verletzungen der Lunge, Tumoren, Drogen oder andere massive Störungen können ursächlich sein. Aber all das sind Ausnahmesituationen, die die Regel bestätigen, dass in fast allen Lebenslagen eine nahezu hundertprozentige Sauerstoffsättigung gegeben ist.

14 Man spricht hier auch von einer *respiratorischen Alkalose*.

15 Solche Apps, die für Android und iOS geeignet sind, gibt es von verschiedenen Anbietern. Bekannt ist zum Beispiel die App »SnoreLab«.

Ralph Skuban

ATMEN

HEILT ENTSPANNT ZENTRIERT

Atmen heißt leben –
atmen heißt heilen

Wie wir atmen, ist von entscheidender Bedeutung für unsere Gesundheit, denn die Atmung ist der fundamentalste Lebensprozess überhaupt. Der Atemexperte Ralph Skuban erklärt in seinem Praxisbuch die wichtigsten Techniken des bewussten Atmens. Von den klassischen Übungen der »alten Yogis« bis hin zu modernen Ansätzen des verlangsamten Atmens und der Buteyko-Methode findet jede und jeder den Weg zu einer gesunden und wohltuenden Atmung. Alle Übungen sind vom Autor über viele Jahre erprobt und verfeinert worden und für alle Praktizierenden leicht anwendbar.

Bewusstes, gesundes Atmen schenkt uns:

- mehr Gesundheit und Ausgeglichenheit,
- eine höhere Leistungsfähigkeit,
- verbesserte Stressresilienz,
- Entspannung und innere Ruhe,
- tiefere meditative Erfahrungen.

O.W. BARTH

Ralph Skuban

DIE PSYCHOLOGIE DES YOGA

Das Grundlagenwerk zum Welt- und Menschenbild des Yoga

»Ralph Skuban übersetzt den uralten Text der Sankhya Karika von Kapila für die Menschen der heutigen Zeit, mit ihren aktuellen Problemen und Bedürfnissen. Dabei verbindet er seine Interpretation auf geniale Weise mit Werken spiritueller Literatur aus den verschiedensten Kulturen, sodass wir begreifen, dass der Sankhya nicht nur zeitlos, sondern vor allem Ausdruck eines universellen Wissens ist.«

Aus dem Vorwort von Anna Trökes

KNAUR.LEBEN